实用护理学临床诊疗规范

SHIYONG HULI XUE LINCHUANG ZHENLIAO GUIFAN

于爱华 等 主编

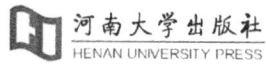

·郑州·

图书在版编目(CIP)数据

实用护理学临床诊疗规范 / 于爱华等主编. --郑州：河南大学出版社，2024.8. -- ISBN 978-7-5649-5993-7

Ⅰ.R47

中国国家版本馆 CIP 数据核字第 2024C3F519 号

责任编辑　孙增科
责任校对　陈　巧
封面设计　王　娇

出　版	河南大学出版社		
	地址：郑州市郑东新区商务外环中华大厦 2401 号	邮编：450046	
	电话：0371－86059701（营销部）	网址：hupress.henu.edu.cn	
印　刷	广东虎彩云印刷有限公司		
版　次	2024 年 8 月第 1 版	印　次	2024 年 8 月第 1 次印刷
开　本	787mm×1092mm　1/16	印　张	7.25
字　数	200 千字	定　价	36.00 元

（本书如有印装质量问题，请与河南大学出版社营销部联系调换。）

编委会

主　编　于爱华　巨野县独山镇卫生院
　　　　　　郭群芳　滕州市龙阳镇卫生院
　　　　　　颜晓莉　济宁市中西医结合医院
　　　　　　张孝玲　济南市第一人民医院
　　　　　　蔡相娥　青州市人民医院
　　　　　　曾庆枝　利津县中医院

副主编　方　琨　青岛市市立医院
　　　　　　于丽红　临淄区北大医疗鲁中医院
　　　　　　王树霞　博兴县庞家镇卫生院
　　　　　　陈　丽　泰州市第二人民医院

编　委　王淑彧　泰州市第二人民医院

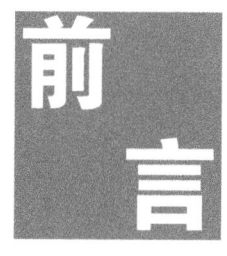 **PREFACE**

护理工作在我国医疗卫生事业中发挥着重要的作用,广大护理工作者在协助临床诊疗、救治生命、促进康复、减轻疼痛及增进医患和谐方面肩负着重大责任。随着现代医学科学技术的快速发展,新的诊疗技术的不断更新,护理工作者在临床中的护理技术也在不断地提高。为了更好地为患者提供高质量的护理,护理工作者必须掌握扎实的护理基础知识、规范的操作技术、熟练的专业技能,形成默契的医护配合,为生命各阶段不同健康状况的患者提供全方位的优质护理服务。

本书密切结合临床,编排深浅有度、详略得当,以认识疾病为前提,充分吸收了护理新理论、新知识和新技术,紧密联系医院实际,结合长期护理实践中行之有效的经验,对疾病患者的护理知识进行了总结提炼。本书在部分章节后还加入了临床真实案例,以整体护理观为指导,以护理程序为主线的思路,通过对护理案例进行讨论,探索疾病的个性特征、共性规律,巩固了护理工作者的专科知识,扩充了相关学科知识,提高了对案例的综合分析和判断能力,从而建立护理思维,拓宽护理视野,提升护理内涵,掌握护理技巧。

护理工作要以患者为中心,落实人文关怀理念,从单纯的护理疾病患者发展为保障人类健康,要在护理理论、实践及研究之间建立有机的、密切的关系,对患者健康状况进行评估、分析、判断、决策,从而采取个性化的护理措施以解决患者存在或潜在的护理问题。

目录 CONTENTS

第一章 呼吸内科常见疾病护理 1
- 第一节 急性上呼吸道感染 1
- 第二节 慢性支气管炎 5
- 第三节 慢性肺源性心脏病 10
- 第四节 细菌性肺炎 15
- 第五节 社区获得性肺炎 19
- 第六节 肺脓肿 24
- 第七节 肺癌 29

第二章 消化内科常见疾病护理 43
- 第一节 消化吸收不良综合征 43
- 第二节 十二指肠炎 45
- 第三节 胃下垂 47
- 第四节 药源性胃病 49
- 第五节 胃黏膜脱垂症 55
- 第六节 胃癌 57
- 第七节 溃疡性结肠炎 65

第三章 泌尿内科常见疾病护理 69
- 第一节 慢性肾小球肾炎 69
- 第二节 急性肾小球肾炎 72

第四章 分娩期并发症的护理 77
- 第一节 胎膜早破 77
- 第二节 产后出血 79
- 第三节 子宫破裂 83
- 第四节 羊水栓塞 86

第五章 女性生殖系统肿瘤的护理 90
- 第一节 腹部手术的一般护理 90
- 第二节 宫颈癌 94
- 第三节 子宫肌瘤 98
- 第四节 子宫内膜癌 101

参考文献 105

第一章 呼吸内科常见疾病护理

第一节 急性上呼吸道感染

上、下呼吸道以环状软骨为界,鼻、咽、喉部的急性炎症称为上呼吸道感染。上呼吸道感染多由病毒感染引起,少部分为细菌感染。急性上呼吸道感染发病率高、传染性强,但预后良好。可继发急性支气管炎、急性肾炎等。

一、病因和发病机制

上呼吸道感染主要通过飞沫或被污染的器具传播。外界来源的微生物(病毒、细菌)定植在上呼吸道,当机体抵抗力降低或局部防御功能下降时,定植的病毒、细菌将迅速繁殖,并侵入黏膜纤毛细胞,引起急性炎症。病毒感染使纤毛细胞坏死、脱落,防御机制破坏,易继发感染。常见病毒为鼻病毒,是普通感冒最常见的病因。其他还有冠状病毒、流感病毒、副流感病毒、腺病毒、呼吸道合胞病毒。非呼吸道病毒常见的有柯萨奇病毒、埃可病毒等。细菌以溶血性链球菌最多见,其次为肺炎球菌、葡萄球菌、流感嗜血杆菌等,主要表现为咽炎和扁桃体炎,常继发于病毒感染。

二、临床表现

全年发病,冬季多见,多数为散发,可发生流行。受凉、过度疲劳为其常见诱因。急性上呼吸道感染分为5个类型。

(一)普通感冒(急性鼻炎)

以鼻咽部炎症为主要表现。起病急,早期为咽干痒、咽痛、喷嚏、流涕、鼻塞。以后鼻涕变稠。后期可出现声嘶、咳嗽。可有低热、头痛、全身不适。部分患者有腹痛、腹泻。病程5~7天。

(二)咽结膜热

以咽炎和眼结膜炎为特征。除感冒症状外,还有流泪、畏光,扁桃体充血、水肿,颌下淋巴结肿痛等。

(三)急性咽喉炎

主要症状有咽痛、声嘶、干咳、发热,咽充血,咽后壁淋巴滤泡增生。

(四)疱疹性咽峡炎

在软腭及扁桃体上出现疱疹和浅溃疡为特征。

(五)细菌性咽-扁桃体炎

起病急,明显咽痛(可有吞咽痛)、畏寒、高热。扁桃体充血、肿大,表面被覆脓性分泌物,颌下淋巴结肿痛。

急性上呼吸道感染蔓延可引起鼻窦炎、中耳炎。可继发细菌性肺炎。柯萨奇病毒感染可引起胸膜炎、心包炎和心肌炎。β-溶血性链球菌感染可能引起肾炎。

三、治疗

(一)对症治疗

1.休息:病情较重或年老体弱者应卧床休息,忌烟、多饮水,室内保持空气流通。每日晨(7点)晚(7点)各开窗通风 30 min,告知患者注意保暖,预防症状加重。

2.解热镇痛:有发热、头痛、肌肉酸痛等症状者,可选用解热镇痛药,如布洛芬、吲哚美辛、复方阿司匹林、对乙酰氨基酚等;咽痛可用各种喉片,如溶菌酶片、健民咽喉片或中药六神丸等口服;每日饮水量在 2500 mL 以上。

3.减轻鼻黏膜充血:鼻塞,鼻黏膜充血水肿时,可应用盐酸伪麻黄碱或 1% 麻黄碱滴鼻,可每日晨、晚用棉棒蘸取氯化钠溶液擦拭鼻腔。

4.抗组胺药:伴有鼻黏膜敏感性增高,频繁打喷嚏、流鼻涕症状,可选用马来酸氯苯那敏或苯海拉明等抗组胺药。

5.镇咳剂:对于咳嗽咳痰,黄色脓痰症状较明显者,可给予肺力咳合剂、惠菲宁、右美沙芬、喷托维林等镇咳药;复方可待因(新泰洛奇)宜在睡前服用。

(二)病因治疗

1.抗菌药物:单纯病毒感染无须使用抗菌药物,有白细胞计数升高、咽部脓苔、咳黄痰等细菌感染征象时,可酌情使用青霉素、第一代头孢菌素、大环内酯类或喹诺酮类,或根据病原菌选用敏感的抗菌药物。

2.抗病毒药物:目前尚无特效抗病毒药物,而且滥用抗病毒药物可造成流感病毒耐药现象。因此,如无发热,免疫功能正常,发病超过 2 天的患者一般无须应用。免疫缺陷患者可早期常规使用。广谱抗病毒药物利巴韦林和奥司他韦对流感病毒、副流感病毒和呼吸道合胞病毒等有较强的抑制作用,可缩短病程。

3.中医中药治疗:具有清热解毒和抗病毒作用的中药亦可选用,有助于改善症状,缩短病程;小柴胡冲剂、板蓝根冲剂应用较为广泛。

四、资料收集与评估

(一)一般资料

入院 2h 完成"内科护理评估单",了解患者的既往史、诱发因素(受凉、劳累)等。

(二)主诉资料

是否有发热、鼻塞、咳嗽、喷嚏、咽部不适、咽痛、干咳、头痛、食欲差、乏力、关节疼痛等;咳嗽发生的急缓、性质、出现及持续时间等,痰液性质、颜色、气味及量等。

(三)查体资料及评估

是否有咽部充血、扁桃体红肿、颌下淋巴结增大伴压痛;血常规、病原学检查等。

(四)评估患者心理社会状况与认知程度

1.患者是否有焦虑、恐惧、抵抗等情绪。

2.评估患者及家属对疾病的预防及康复知识的了解程度。

五、护理问题

1. 体温过高：与感染有关。
2. 鼻塞、流涕、咽痛、头痛：与细菌、病毒感染有关。
3. 疲乏，全身酸痛不适：与急性上呼吸道感染有关。
4. 有体液不足的危险：与发热、出汗、饮水少有关。
5. 潜在并发症：高热惊厥、肺炎、休克等。
6. 知识缺乏：缺乏有关上呼吸道感染的相关知识。

六、护理措施

（一）做好发热护理，维持体温恒定

1. 密切监测体温，发热原因待查患者每日测量体温 4 次，发热时随时测量，当体温超过 38.5℃ 时给予物理降温，如头置冰袋或毛巾冷敷、一贴凉外用、乙醇擦浴、冷盐水灌肠等。
2. 遵医嘱药物降温，给予解热药，头痛发热可用消吲哚美辛痛栓剂、布洛芬、阿司匹林、等消炎止痛药并观察记录用药效果。如高热不退可用阿司匹林类药物（阿沙吉尔）0.5 mg＋氯化钠 10 mL 静脉推注。
3. 降温后每隔 30～60 min 测量体温，观察体温变化情况，降温速度不宜过快，注意观察痉挛及惊厥现象。应用阿司匹林类药物应密切观察体温变化，出现体温上升或下降时通知医生处理。
4. 协助多饮水，以加速毒物的排泄。
5. 加强基础护理，勤换内衣，保持口腔及皮肤清洁。

（二）鼻塞、流涕、咽痛、头痛的护理

1. 保证呼吸道通畅，及时清除口腔、鼻腔及咽喉部分泌物；加强口腔护理，预防口腔感染。
2. 观察咽部充血、水肿、化脓情况，及时发现病情变化，咽部不适时可给予润喉含片或雾化吸入。
3. 鼻腔护理：在患病过程中经常有鼻塞出现，患者会出现缺氧、头痛的表现。当鼻部的分泌物较多时，指导患者取头侧卧位，使一侧的鼻腔保持通畅。若分泌物结痂，使用冷开水或生理盐水将棉签浸湿，将结痂轻轻拭去，在鼻翼周围涂抹凡士林之类的油类使皮肤疼痛减轻。对于严重鼻塞者，睡前可使用麻黄碱溶液滴鼻，每天使用 2～3 次，每次使用 1～2 滴，能够使鼻腔黏膜的血管得到收缩，使鼻腔得到通畅，因该药物有一定的依赖性及毒副反应，不可过于频繁地使用。

（三）提高患者舒适度

1. 保持室内空气新鲜，保持室温 18～22℃，湿度 50%～60%，出汗后及时更换衣服。
2. 各项治疗护理操作尽量集中完成，动作轻柔，保证患者足够的休息时间。
3. 指导卧床休息，采取舒适的体位，如半卧位或坐位，以减少机体耗氧量，促进心肺功能的恢复，减慢心率和减轻呼吸困难。以量力而行、循序渐进为原则，鼓励患者进行适量活动，以不引起疲劳、不加重症状为度。对于卧床患者，应协助定时翻身和更换姿势，并保持舒适体位；依据患者的耐受能力指导患者在床上进行缓慢的肌肉松弛活动，鼓励患者进行呼吸功能锻炼，提高活动耐力。

(四)保证充足的营养和水分

1. 患病期间,患者的食欲较差,摄入的食物较少,不利于身体的恢复,可根据患者的口味进行食物的烹调,并采取少量多餐的原则。

2. 在食物的选择上要给予高热量、高蛋白、富含维生素、易消化食物,如新鲜水果、蔬菜及鱼虾蛋等优质蛋白质的摄入,避免油腻、刺激性、甜食等食物,如辣椒、肥肉、蛋糕等。

3. 必要时可以给予流质和半流质饮食,鼓励多饮水。

4. 静脉给予营养补充,保证患者的营养支持。

(五)做好并发症的观察与护理

1. 密切观察患者精神状态及生命体征的变化,观察病情是否加重,预防高热惊厥、电解质紊乱及各种慢性并发症的发生。

2. 注意观察患者皮疹、口腔黏膜、神经系统症状,辨别咳嗽的性质,及早发现猩红热及麻疹等急性传染性疾病。

3. 出汗较多的患者会出现一定程度的皮肤瘙痒症状,需及时更换床单及衣物,保证干燥整洁,避免皮肤感染。

4. 对婴幼儿做好安全防护,指导患儿家属对其进行合理喂养并及时预防接种,修剪患儿指甲以防止因抓破皮肤而导致感染。

七、健康指导

(一)指导

定时开窗通风,保持室内空气新鲜,阳光充足,根据天气及时增减衣物,避免受凉。

(二)避免诱因

帮助患者及其家属掌握上呼吸道感染的常见诱因,避免受凉、淋雨、过度疲劳,劳逸结合,注意保暖。

(三)增强体质

加强营养,合理膳食,养成良好的饮食习惯,戒烟戒酒,保持大便通畅。坚持适度有规律的户外运动,提高机体免疫力与耐寒能力。

(四)免疫调节药物和疫苗

1. 对于经常、反复发生本病以及老年免疫力低下的患者,可酌情应用免疫增强剂。目前除流感病毒外,尚没有针对其他病毒的疫苗。

2. 患感冒前口服中成药类抗病毒药如青叶合剂,也是预防上呼吸道感染的好方法。

(五)用药指导

1. 上呼吸道感染多为病毒感染,在给予抗病毒治疗的同时,常规给予中成药清热解毒治疗,如板蓝根冲剂、双黄连口服液等,勿滥用抗生素治疗。

2. 督促患者按时按量服药,使用开水送服,不宜用饭及饮料送服药物。

3. 应用药物过程中注意观察药物的功效及不良反应,发现问题及时通知医生。

(六)指导预防交叉感染的措施

在高发季节,少去人群密集的公共场所,避免与感冒患者接触,避免脏手接触口、眼、鼻,必要时应戴口罩,防止交叉感染。患者咳嗽或打喷嚏时,避免对着他人,注意使用纸巾等物品包裹痰液和喷嚏飞沫,并放置于预消毒垃圾袋内。患者使用的餐具、痰盂等用具应每天消毒,或用一次性器具。

第二节　慢性支气管炎

慢性支气管炎是气管、支气管黏膜及其周围组织的慢性非特异性炎症,临床上以咳嗽、咳痰或伴有喘息及反复发作的慢性过程为特征。其发病与多种因素有关,如长期慢性理化刺激、感染、过敏因素、呼吸道局部防御和免疫功能低下、内分泌功能减退、自主神经功能失调、遗传因素等;可分为单纯型慢性支气管炎和喘息型慢性支气管炎两类。我国发病率为3‰～5‰,50岁以上发病率高达10‰～15‰。19‰～29‰可发展为肺心病。慢性支气管炎的主要病理改变是黏液腺体增生肥大和杯状细胞增多,里德指数(腺体厚度与支气管壁厚度之比)大于0.4。本病属中医"咳嗽""喘证""痰饮"等范畴。

一、病因

1. 感染:细菌、病毒和支原体等病原体感染是慢性支气管炎的重要病因。急性支气管炎若未得到及时治疗,病程迁延不愈,可能演变成慢性支气管炎。

2. 吸烟:吸烟是慢性支气管炎的主要病因之一。烟草中的有害物质刺激支气管黏膜,导致黏膜炎症和痉挛,进而引发慢性支气管炎。

3. 空气污染:长期吸入含有有害物质的空气,如工业废气、汽车尾气等,会导致支气管炎症反应,加重慢性支气管炎的病情。

4. 大气污染:大气中的颗粒物、臭氧、二氧化硫等污染物影响人体呼吸系统的免疫力,使支气管黏膜易受感染,从而诱发慢性支气管炎。

5. 过敏因素:过敏体质的人群,遇到过敏原如花粉、尘螨、动物皮屑等,可能导致支气管黏膜炎症,进而发展成慢性支气管炎。

6. 气候变化:气温波动、湿度变化等气候变化因素可能影响支气管黏膜的抵抗力,诱发慢性支气管炎。

7. 遗传因素:部分慢性支气管炎患者具有家族遗传倾向,家族中有慢性支气管炎病史的人更容易发病。

8. 免疫力下降:营养不良、疲劳、睡眠不足、情绪波动等均可能导致人体免疫力下降,使支气管黏膜易受病原体侵袭,从而诱发慢性支气管炎。

二、临床表现

(一)慢性咳嗽

长期、反复、逐渐加重的咳嗽是慢性支气管炎的突出表现。轻者仅在冬春季节发病,尤以清晨起床前后最明显,白天咳嗽较少。夏秋季节,咳嗽减轻或消失。重症患者则四季均咳,冬春加剧,日夜咳嗽,早晚尤为剧烈。

(二)咳痰

一般痰呈白色黏液泡沫状,晨起较多,常因黏稠而不易咯出。在感染或受寒后症状迅速加剧,痰量增多,黏度增加,或呈黄色脓性痰或伴有喘息。偶因剧咳而痰中带血。

(三)气短

慢性支气管炎患者在病程中可出现气短症状,尤其是活动后明显。随着疾病进展,气短症状逐渐加重。部分患者伴有喘息,称为慢性喘息性支气管炎。

(四)喘息

当合并呼吸道感染时,由于细支气管黏膜充血水肿,痰液阻塞及支气管管腔狭窄,可以产生气喘(喘息)症状。患者咽喉部在呼吸时发生喘鸣声,肺部听诊时有哮鸣音。

(五)反复感染

寒冷季节或气温骤变时,慢性支气管炎患者容易发生反复的呼吸道感染。此时患者气喘加重,痰量明显增多且呈脓性,伴有全身乏力、畏寒、发热等。肺部出现湿啰音。

(六)体征

晚期患者往往有肺部的干湿啰音、广泛的哮鸣音。部分患者可触及胸膜摩擦感。

三、治疗

急性发作期和慢性迁延期以控制感染,祛痰止咳,解痉平喘为主;临床缓解期以增强体质,提高机体抵抗力,预防复发为主。中医治疗根据"急则治标,缓则治本"原则,急性发作期和慢性迁延期以治标为主,临床缓解期宜治其本。

(一)急性发作期和慢性迁延期

1.西医治疗

(1)控制感染:可根据具体情况选择下列抗生素,如复方磺胺甲唑、红霉素(利君沙)、头孢氨苄、青霉素、麦迪霉素等。严重感染时,可采用氨苄西林。以后应根据痰培养药敏选择。①复方磺胺甲唑:每次0.48 g,每日2次,口服。老人及肾功能较差者酌减。有本药过敏史者慎用。②红霉素片:每次0.3 g,每日4次,口服。或红霉素注射剂,每日1 g,稀释于5%葡萄糖注射液100 mL缓慢静脉滴注。③头孢氨苄:每次0.5 g,每日4次,口服。有本药过敏史者慎用。④麦迪霉素:每次0.4 g,每日3次,口服。⑤青霉素:皮试阴性者,每次40万~80万 U,肌肉注射,每日2~4次;或每日200万~1000万 U,静脉滴注。有本药过敏史者禁用。⑥氨苄西林:每次0.5~1 g,每日4次(或每次1 g,每6 h 1次)肌肉注射;或每日2~6 g,静脉滴注。有本药过敏史者禁用。

(2)祛痰止咳:常用药物如下。①氯化铵:每次0.6 g,每日3次,口服。②溴己新:每次16 mg,每日3次,口服。③喷托维林:每次25 mg,每日3次,口服。

(3)解痉平喘:喘息型慢性支气管炎常选用解痉平喘药。①氨茶碱:每次0.1~0.2 g,每日3次,口服。②喘定:每次0.2~0.5 g,每日3次,口服。③沙丁胺醇:每次2~4 mg,每日3次,口服。④克仑特罗:每次40 mg,每日3次,口服。

必要时,可短期使用肾上腺皮质激素,但要严格掌握指征。

2.中医治疗

(1)中成药:可参照药品说明书的适用范围,灵活选择。①控制感染:可选用双黄连口服液,每次 2 支,每日 3 次,口服;双花口服液,每次 2 支,每日 3 次,口服;连翘败毒丸,每次 6 g,每日 3 次,口服。②祛痰止咳:可选用鲜竹沥口服液,每次 10 mL,每日 3 次,口服;川贝枇杷露口服液,每次 10 mL,每日 3 次,口服。③解痉平喘:可选用小青龙颗粒剂,每次 1 袋,每日 3 次,口服。

(2)中药方剂:①控制感染。有咳嗽声重,咽喉疼痛,咳痰不爽,口干,舌苔黄,脉浮等症状者,可选用忍蒲玄麦柑橘汤:银花 30 g,忍冬藤 30 g,蒲公英 10 g,玄参 10 g,麦冬 10 g,桔梗 6 g,甘草 3 g。每日 1 剂,水煎服。②祛痰止咳。有咳嗽,痰多黏稠、色白或灰色,胸闷,食少,大便溏,舌苔白腻,脉濡滑者,可选用二陈汤:半夏 10 g,陈皮 10 g,茯苓 15 g,甘草 6 g,乌梅 6 g,生姜 6 g,浙贝母 10 g,瓜蒌皮 10 g,每日 1 剂,水煎服。③解痉平喘。有咳嗽,咽痒,鼻塞流涕,头痛身重,恶寒无汗,舌苔薄白,脉浮者,可选用麻杏石甘汤:炙麻黄 6 g,杏仁 10 g,生石膏 15 g,甘草 6 g,苏子 10 g,葶苈子 10 g,桑白皮 20 g。每日 1 剂,水煎服。

(二)临床缓解期

1.西药治疗

以提高机体抵抗力,防止或减少感染为主。

(1)注射菌苗:一般在发作季节前开始应用气管炎菌苗,每周皮下注射 1 次,剂量从 0.1 mL 开始,每次递增 0.1~0.2 mL,直至 0.5~1.0 mL 为维持量。如有效应坚持使用 1~2 年。哮喘发作,应暂停使用。

(2)坚持预防:适当锻炼身体,积极防治感冒。吸烟者应戒烟。

2.中医治疗

可选用一些扶正固本、益气固表的中成药,以达到防治的目的。

(1)玉屏风颗粒:每次 1 袋,每日 3 次,口服。

(2)固本咳喘片:每次 4 片,每日 3 次,口服。

(3)生脉胶囊:每次 2 粒,每日 3 次,口服。

四、护理问题

1.清理呼吸道无效:与呼吸道分泌物增多、黏稠有关。

2.体温过高:与慢性支气管炎并发感染有关。

3.活动无耐力:与日常活动时供氧不足、疲乏有关。

4.潜在并发症:阻塞性肺气肿、支气管扩张症。

五、护理措施

(一)保持呼吸道通畅,缓解患者缺氧及活动无耐力

1.合理氧疗:慢性支气管炎的治疗关键是纠正低氧血症及其他重要脏器的损害,因此,氧疗对于慢性支气管炎患者至关重要。氧疗的原则为持续低流量吸氧,一般采用面罩吸氧,氧流量 1~2 L/min,防止 CO_2 潴留及氧中毒的发生。在氧疗的同时还应指导患者进行缩唇式呼吸、加压腹式呼吸、缩唇腹式呼吸和控制性深呼吸等呼吸训练,以减少呼吸的频率,改善呼吸功能。

2.指导有效咳嗽、咳痰:慢性支气管炎患者排痰能力下降,痰液无法排出,造成气道狭窄,加重缺氧,护士应对患者进行排痰训练,如合适的吸痰体位、正确的拍背方式等。

(1)咳出中央气管内痰液：协助患者坐于床上，膝盖弓起，双手抱膝，上身前倾，或在腹部置一枕头，用双上肢夹紧，指导患者深吸气后屏气 3 s，两手挤压支持物（腿或枕头）的同时，用力将痰咳出；也可让患者坐在椅上，屈膝，腹部与膝之间垫枕，上身前倾，指导患者深吸气后屏气 3 s，双上肢挤压腹部处枕头的同时，用力将痰咳出。

(2)咳出周边细支气管内痰液：指导患者深吸气后，于呼气时连续做 3~4 次小力气的咳嗽，直到感觉肺内已无空气为止。

(3)协助卧床不起患者咳痰：协助患者将上身、头部抬高，同时鼓励患者咳痰。

(4)协助腹肌无力患者咳痰：协助患者上身前倾，一手置于患者腹部，于患者用力咳嗽时用手挤压腹部并向上推。

3.仔细观察咳嗽的性质、出现的时间和节律；观察痰液的性质、颜色、气味和量，并正确留取痰标本以便送化验室检测。

4.雾化吸入：适用于痰液黏稠和排痰困难者，用药期间注意疗效及不良反应，尤其吸入糖皮质激素药物时，应加强对患者的口腔护理，协助患者雾化后漱口、洗脸，避免感染。

5.保持室内空气新鲜、流通，安静、舒适，温湿度适宜。居住的房间室温应相对稳定，一般以 18~20 ℃ 为宜。冬季要有取暖设施，同时由于冬季空气干燥，房间内室温较高，会引起患者呼吸道黏膜干燥、咽喉痛等，使痰液更加黏稠，不易咯出。所以，应适当增加房间内的湿度，如使用空气加湿器，房间的相对湿度应以 50%~60% 为宜。

（二）体温过高的护理

当患者发热时做好体温监测，寒战时，注意保暖，及时添加被褥，给予热水袋时防止烫伤。高热时采用酒精擦浴、冰袋、冰帽进行物理降温，预防惊厥。患者出汗时，及时协助擦汗、更衣，避免其受凉，并嘱患者饮水 2000 mL~3000 mL，以加速致热原的排除，预防患者血容量下降导致虚脱。

（三）做好用药观察与护理

1.最主要的是控制感染，遵医嘱针对致病菌的类别和药物敏感性合理应用抗生素，严密观察患者的病情变化，注意药物的不良反应。

2.常用药物不良反应如下：

(1)喹诺酮类药物：①胃肠道反应有恶心、呕吐、不适、疼痛等。②中枢反应有头痛、头晕、睡眠不良等，并可致精神症状。③由于本类药物可抑制 γ-氨基丁酸（GABA）的作用，因此可诱发癫痫，有癫痫病史者慎用。④本类药物可影响软骨发育，孕妇、未成年儿童应慎用。⑤可产生结晶尿，尤其在碱性尿中更易发生。⑥大剂量或长期应用本类药物易致肝损害。

(2)大环内酯类药物：①肝毒性。在正常剂量下，肝毒性较小，但酯化红霉素则有一定的肝毒性，故只宜少量且短期应用。②耳鸣和听觉障碍。静脉给药时可发生氨基转移酶升高，但停药或减量可恢复。③可致药物热、药疹、荨麻疹等过敏反应。④因有局部刺激性，不宜肌肉注射。静脉滴注可引起静脉炎，故滴液宜稀释，滴速宜慢。⑤本类药可抑制茶碱的正常代谢，导致茶碱血浓度升高而致中毒，因此，联合应用时应进行茶碱血浓度监测，以防意外。

(3)β-内酰胺类药物：①胃肠道反应。用药后可出现腹泻、恶心、呕吐、便秘、食欲减退、消化不良等胃肠道症状；偶见假膜性肠炎。②过敏反应。斑丘疹、荨麻疹、皮肤湿疹样改变，偶见药物热、过敏性休克等。③血液系统。中性粒细胞减少症、血红蛋白减少、血小板减少、低凝血酶原血症、嗜酸性粒细胞增多等。④实验室检查。丙氨酸氨基转移酶、门冬酸氨基转移酶、碱性磷酸酶和血胆红素增高,尿素氮或肌酐升高,多呈持续性。肾毒性少数患者用药后偶可出现肾损害。⑤中枢神经系统。用药后偶见头痛、焦虑、烦躁不安等中枢神经系统症状,如头痛、耳鸣、听觉暂时丧失、肌肉痉挛、神经错乱、癫痫等,尤其是肾功能不全伴癫痫者;所以一旦出现震颤、肌肉痉挛或癫痫,应立即减量或停药。⑥长期用药时可致菌群失调,发生二重感染。⑦其他。注射局部刺激反应、疼痛、静脉炎、血栓性静脉炎和水肿等。

(4)磺胺类药物不良反应:①胃肠道反应,如恶心,呕吐和腹泻。②过敏反应,如皮疹、Stevens-Johnson 综合征、静脉炎、血清病、过敏症和血管性水肿。③结晶尿、少尿和无尿。④血液系统反应,如正铁血红蛋白血症、粒细胞减少症、血小板减少症、新生儿核黄疸和 G6PD 缺乏患者的溶血性贫血。⑤光敏症。⑥神经系统反应,如周围神经炎、失眠和头痛。临产孕妇或新生儿应禁用磺胺类药物。

(四)预防并发症

1.饮食护理:慢性支气管炎的患者由于呼吸困难、咳痰及药物作用等影响饮食,导致能量消耗较大,如果不能及时补充,易发生营养不良,成为肺气肿和肺源性心脏病的发病基础。护士应该根据患者的具体情况,为患者制定不同的高蛋白质、高维生素、高热量、清淡易消化的食谱,为患者提供足够的营养,提高机体的免疫力,促进支气管黏膜的修复,如食用牛奶、瘦肉、蛋类、鱼虾、豆类及坚果等,注意食物的色、香、味,并鼓励患者多饮水,每日不少于 1500 mL。

2.加强锻炼:慢性支气管炎患者在缓解期要作适当的体育锻炼,以提高机体的免疫能力和心、肺的贮备能力。气候变化时注意衣服的增减,避免受凉,耐寒锻炼需从夏季开始,先用手按摩面部,后用冷水浸湿毛巾拧干后擦头面部,渐及四肢。体质好、耐受力强者,可全身大面积冷水摩擦,持续到 9 月,以后继续用冷水摩擦面颈部,最低限度是,冬季也要用冷水洗鼻部,以提高耐寒能力,预防和减少本病的发作。

六、健康指导

1.戒烟:向患者讲解慢性支气管炎的病因、症状、治疗等,吸烟患者劝其戒烟,而且还要避免被动吸烟。因为烟中的化学物质如焦油、尼古丁、氰氢酸等,可作用于植物神经,引起支气管的痉挛,从而增加呼吸道阻力;还可损伤支气管黏膜上皮细胞及其纤毛,使支气管黏膜分泌物增多,降低肺的净化功能,易引起病原菌在肺及支气管内的繁殖,致慢性支气管炎的发生;避免烟雾、粉尘和刺激性气体对呼吸道的影响,以免诱发慢性支气管炎。

2.注意保暖:在气候变冷的季节,患者要注意保暖,避免受凉,寒冷一方面可降低支气管的防御功能,另一方面可反射地引起支气管平滑肌收缩、黏膜血液循环障碍和分泌物排出受阻,可发生继发性感染。

3.预后:部分患者可控制,不影响工作、学习;部分患者可发展成慢性阻塞性肺疾病,甚至肺心病,预后不良。应定期监测慢性支气管炎患者的肺功能,以及时选择有效的治疗方案,控制病情的发展。

第三节　慢性肺源性心脏病

慢性肺源性心脏病是指由于肺部、胸廓或肺血管的慢性病变引起肺循环阻力增高,肺动脉高压、右心室增大或右心功能不全的心脏病。其病因有阻塞性疾病,如慢性支气管炎、支气管哮喘、支气管扩张等;限制性疾病,如弥漫性肺间质纤维化、肺结核、尘肺等及胸廓畸形、肌营养不良等。其主要病理改变为支气管黏膜炎变,增厚;肺泡过度膨胀;右心室肥大,室壁增厚。可分为代偿与失代偿两个阶段。本病属中医的"喘证""肺胀"范畴,下肢肿胀可归属于"水肿"的范畴。

一、病因

慢性肺源性心脏病,简称慢性肺心病,是由于肺组织、肺血管或者胸廓的慢性病变,引起肺组织结构功能异常,产生肺循环阻力增加,肺动脉压力增高,使右心室扩张肥厚,伴或不伴有右心力衰竭的心脏病。

它的病因,按原发病的不同部位分为三类,主要由支气管肺疾病、胸廓运动障碍性疾病、肺血管疾病引起。其中,以慢性阻塞性肺疾病最为多见,可以占80%~90%。各种原因导致肺功能和结构的不可逆改变,发生反复的气道感染和低氧血症。

1.支气管肺疾病:较常见的是慢性支气管炎及并发阻塞性肺气肿;支气管哮喘、支气管扩张、重症肺结核、尘肺、结节病等慢性肺部疾病。这些疾病导致气道炎症、气道阻塞和肺组织损伤,进而影响肺循环功能。

2.胸廓运动障碍性疾病:如患者有脊柱畸形,如侧弯、侧凸、后凸;脊柱有结核或者类风湿性关节炎造成的骨性改变都可造成胸廓变形。这些情况会导致呼吸运动受限,进而影响肺通气和肺循环功能。

3.肺血管性疾病:较常见的是肺栓塞、肺小动脉炎。因为血管堵塞以后也会引起肺动脉压力的增高,肺动脉压力增高也会引起右心力衰竭,最后也会出现肺心病表现。此外,肺血管收缩、肺动脉粥样硬化等疾病也会导致肺循环阻力增加。

二、发病过程

慢性肺源性心脏病的发病过程通常经历以下几个阶段:

1.肺组织病变:由于上述病因导致肺组织结构功能异常,如气道炎症、气道阻塞、肺泡损伤等。

2.肺循环阻力增加:肺组织病变导致肺循环阻力增加,使肺动脉压力升高。

3.右心室结构改变:肺动脉压力增高,逐渐影响右心室的负荷,导致右心室扩大增厚。

4.右心力衰竭:右心室扩大增厚到一定程度,出现右侧心力衰竭,表现为右心室收缩和(或)舒张功能不全。

5.临床表现:根据病情的不同阶段,患者可能出现呼吸困难、气促、咳嗽、咳痰、胸痛、水肿等症状。

慢性肺源性心脏病的治疗关键在于针对病因进行治疗,缓解病情进展,提高肺功能和心功能。治疗方法包括药物治疗、康复训练、氧疗、手术治疗等。此外,预防和控制呼吸道感染也是治疗的重要环节。患者需在医生的指导下进行长期、规范的治疗,以提高生活质量。

三、治疗

1.西医药物治疗

(1)控制呼吸道感染:目前主张联合用药,宜根据痰培养对药物敏感的测定结果选用。在未出现结果前,可选用以下抗生素。①青霉素:皮试阴性者,每日160万~800万U,分次肌肉注射或静脉滴注。②庆大霉素:每日12万~24万U,分次肌肉注射或静脉滴注。(以上用药2~3天,疗效不显著时选用以下抗生素)③氨苄西林:皮试阴性者每日2~6 g或林可霉素每日1.2~2.4 g,肌肉注射或静脉滴注或头孢哌酮每日2~4 g静脉滴注。不可频繁调换抗生素,长期应用需防止真菌感染。

(2)改善呼吸功能,抢救呼吸衰竭:①建立通畅的气道。清除口腔、鼻腔分泌物,稀释痰液使之易咯出,可用支气管解痉剂扩张支气管,必要时予糖皮质激素短期应用。②氧疗。持续低流量(12 L/min)给氧,氧浓度以25%~30%为宜。③增加通气量,改善二氧化碳潴留。尼可刹米0.375~0.75 g静脉缓推,随即以3~3.75 g加入500 mL液体中,每分钟25~30滴,密切观察患者神志、睫毛反应及呼吸频率、幅度和节律,以便调节剂量。如出现皮肤瘙痒、烦躁等不良反应,需减慢滴速,若经4~12 h未见效,或出现肌肉抽搐等严重不良反应应停用。④镇静剂。呼吸衰竭时一般禁用,但患者出现躁狂不安和抽搐时,可考虑用水合氯醛或地西泮,同时必须有呼吸兴奋剂支持。

(3)心力衰竭:①利尿剂。此药为治疗肺心病的有效药物。宜选用缓和制剂,小剂量、短疗程应用,以防电解质紊乱、血液浓缩、使痰液黏稠、加重气道阻塞等。氢氯噻嗪25 mg,每日1~2次,口服。低钾者可用氨苯蝶啶50 mg,每日2~3次。严重水肿或口服利尿剂无效,用呋塞米20~40 mg,肌肉注射或静注,每日1~2次。②强心剂。应用指征为感染已被控制,呼吸功能已改善,利尿剂不能取得良好疗效而反复浮肿的心力衰竭患者;以右心衰为主要表现而无明显急性感染的诱因者;出现急性左心衰者。常用地高辛0.25 mg口服或毛花苷C 0.2 mg加于50%葡萄糖液20 mL缓慢静推,如心衰控制不满意可加用卡托普利,每日25~75 mg,分3次服,需监测血压。③血管扩张剂:酚妥拉明10~20 mg加入5%葡萄糖液250~500 mL静脉滴注,每分钟20~30滴,每日1次。④控制心律失常:注意避免应用普萘洛尔(心得安)等β肾上腺素能受体阻滞剂,以免引起支气管痉挛。

2.中医治疗

(1)中成药:可参照药品说明书的适用范围,灵活选择。①控制感染:可选用双黄连口服液,每次2支,每日3次,口服。②解痉平喘:可选用小青龙颗粒剂,每次1袋,每日3次,口服或川芎嗪160 mg加入5%葡萄糖液250 mL,静脉滴注。

(2)中药方剂:①肺肾气虚外感型(肺功能不全合并呼吸道感染)。咳嗽,喘促,气短乏力,动辄喘甚,恶寒,舌质淡,苔白腻,脉沉细无力,方用小青龙汤合真武汤:麻黄6 g,桂枝10 g,芍药10 g,细辛3 g,五味子6 g,茯苓10 g,黄芪20 g,白术15 g,车前子30 g(包煎),甘草10 g。每日1剂,水煎服。②心肺肾阳虚水泛型(以心功能不全为主)。喘促,呼多吸少,心悸倦怠,活动后尤甚,畏寒肢凉,舌质淡,苔白腻,脉沉迟,方用苓桂术甘汤合生脉散:茯苓10 g,肉桂10 g,白术20 g,太子参10 g,麦冬20 g,五味子6 g,甘草6 g。每日1剂,水煎服。

四、资料收集与评估

(一)一般资料
入院2h完成"内科护理评估单",原有肺、胸疾病的情况。

(二)主诉资料及评估
1. 咳嗽、咳痰的时间,性质和量。
2. 活动后呼吸困难、乏力和活动耐力下降的情况。
3. 呼吸困难加重,甚至表情淡漠、神志恍惚、谵妄的肺性脑病的情况。
4. 右心衰竭,如气促、心悸、食欲缺乏、腹胀、恶心、下肢浮肿情况等。

(三)查体资料及评估
1. 是否有发绀和肺气肿体征,干湿啰音,部分患者可有颈静脉充盈;心浊音界叩诊;心音听诊。
2. 球结膜水肿、颅内压升高、颈静脉怒张、心律失常、肝大。少数患者可出现肺水肿及全心衰竭的体征;是否有营养不良情况。

(四)辅助检查
X线、心电图及超声心动图检查、肺功能、血液检查、血气分析、痰培养情况等。

四、护理诊断

1. 气体交换受损:与低氧血症、二氧化碳潴留、肺血管阻力增高有关。
2. 清理呼吸道无效:与呼吸道感染、痰液过多而黏稠有关。
3. 活动无耐力:与心、肺功能减退有关。
4. 体液过多:与心排血量减少、肾血流灌注量减少有关。
5. 潜在并发症:肺性脑病、心律失常、休克、电解质紊乱。

六、护理措施

(一)维持有效呼吸
1. 环境与休息:环境安静、整洁、舒适、湿度、温度适宜。
2. 病情观察:动态观察患者呼吸状况,判断呼吸困难类型,监测血氧饱和度、动脉血气分析变化,及时发现和解决患者异常情况。
3. 心理护理:呼吸困难可引起患者烦躁不安、恐惧,而不良情绪反应可进一步加重呼吸困难,应安慰患者,使其保持情绪稳定。
4. 氧疗和机械通气护理:肺心病患者多伴发低氧血症,主要是广泛的病变引起通气-血流比例失调,改善方法之一就是进行氧疗。即维持低流量持续吸氧(控制氧浓度25%~29%,流量在1~2 L/min;对重度患者可迅速给氧并辅以呼吸中枢兴奋剂)。同时护理人员应做好定期的血气分析监测,缓解症状恶化并降低肺动脉压。

(二)保持呼吸道通畅
1. 湿化气道:痰多黏稠、难以咳出的患者应多饮水,以达到稀释痰液的目的。也可遵医嘱每天进行超声雾化吸入。

2.有效咳痰:如晨起时咳嗽,排除夜间聚集在肺内的痰液,就寝前咳嗽排痰有利于患者的睡眠,也可用胸部物理疗法协助排痰,对严重多痰患者,必要时应辅以吸痰。

3.对特别严重、有生命危险的患者,进行气管插管或者机械呼吸同样必不可少。

(三)增强活动耐力

1.休息与活动

(1)让患者了解充分休息有助于心肺功能的恢复。

(2)在心肺功能失代偿期,应绝对卧床休息,协助采取舒适体位,如半卧位或坐位,以减少机体耗氧量。

(3)代偿期以量力而行、循序渐进为原则,鼓励患者进行适量活动,活动量以不引起疲劳、不加重症状为宜。

(4)卧床患者应协助定时翻身、更换姿势,并保持舒适体位。

(5)依据患者的耐受能力指导患者在床上进行缓慢的肌肉松弛活动,如握拳、上肢前伸,下肢交替抬离床面,使肌肉保持紧张 5s 后,松弛平放床上。

(6)鼓励患者进行呼吸功能锻炼,提高活动耐力。

2.减少体力消耗:指导患者采取既有利于气体交换又能节省能量的姿势,如站立时,背倚墙,使膈肌和胸廓松弛,全身放松。坐位时凳高合适,两足正好平放在地,身体稍向前倾,两手摆在双腿上或趴在小桌上,桌上放软枕,使患者胸椎与腰椎尽可能在一直线上。卧位时抬高床头,并略抬高床尾,使下肢关节轻度屈曲。

3.病情观察:观察患者的生命体征及意识状态;注意有无发绀和呼吸困难,及其严重程度;观察有无心悸、胸闷、腹胀、尿量减少、下肢水肿等右心衰竭的表现;定期监测动脉血气分析,密切观察患者有无头痛、烦躁不安、神志改变等肺性脑病的表现。

(四)控制液体入量,加强皮肤管理

1.皮肤护理:注意观察全身水肿情况、有无压疮发生。因肺心病患者常营养不良,身体下垂部位水肿,若长期卧床,极易形成压疮。指导患者穿宽松、柔软的衣服;定时更换体位,或使用气垫床。

2.饮食护理:给予高纤维素、易消化的清淡饮食,防止因便秘、腹胀而加重呼吸困难。避免含糖高的食物,以免引起痰液黏稠。如患者出现水肿、腹水或尿少时,应限制钠水摄入,钠盐<3 g/d,水分<1500 mL/d。每天热量摄入至少达到 125 kJ/kg,少食多餐,减少用餐时的疲劳,进餐前后漱口,保持口腔清洁,促进食欲。必要时遵医嘱静脉补充营养。

(五)预防肺性脑病

1.休息和安全:患者绝对卧床休息,呼吸困难者取半卧位,有意识障碍者,给予床栏及约束带进行安全保护,必要时专人护理。

2.病情观察:定期监测动脉血气分析,密切观察病情变化,出现头痛、烦躁不安、表情淡漠、神志恍惚、精神错乱、嗜睡和昏迷等症状时,及时通知医生并配合抢救。

3.吸氧护理:持续低流量、低浓度给氧,氧流量 1~2 L/min,浓度在 25%~29%。防止高浓度吸氧抑制呼吸,加重二氧化碳潴留,导致肺性脑病。

4.用药护理:遵医嘱应用呼吸兴奋剂,观察药物的疗效和不良反应。出现心悸、呕吐、震颤、惊厥等症状,立即通知医生。

(六)做好用药观察与护理

1.对二氧化碳潴留、呼吸道分泌物多的重症患者慎用镇静剂、麻醉药、催眠药,如必须用药,使用后注意观察是否有抑制呼吸和咳嗽反射的情况出现。

2.应用利尿剂后易出现低钾、低氯性碱中毒而加重缺氧,过度脱水引起血液浓缩、痰液黏稠不易排出等不良反应,应注意观察及预防。使用排钾利尿剂时,督促患者遵医嘱补钾。利尿剂尽可能在白天给药,避免夜间频繁排尿而影响患者睡眠。

3.使用洋地黄类药物时,注意观察患者心率及血压情况。血管扩张药在扩张肺动脉的同时也扩张体动脉,往往造成体循环血压下降,反射性心率增快、氧分压下降、二氧化碳分压上升等不良反应。

4.使用抗生素时,注意观察感染控制的效果、有无继发感染。

七、健康指导

1.讲解肺心病防范知识:分析肺心病的病因,帮助患者了解诱发因素(如吸烟、接触有害气体等),有助于提高患者的应对能力及防范意识。指导患者认清自己的状况,避免再次接触诱发因素,从而减少疾病的复发及并发症的出现。

2.合理饮食与适当锻炼:肺心病患者往往伴有各种程度的营养不良,而营养不良又会加重病情。因此,医护人员应指导患者尽量多进食富含维生素、高蛋白且易消化的食品,粗粮和细粮进行搭配。适当的锻炼有助于患者身体机能的恢复,应指导并鼓励患者根据自身情况进行适当的锻炼,并且要适量地练习深呼吸、腹式呼吸法等放松性的呼吸方式。

3.家庭氧疗:肺心病患者多伴有缺氧性酸中毒或二氧化碳潴留,易导致病情恶化,适当的氧疗是改善缺氧症状的有效方法,比较适宜在家庭护理中应用。医护人员应指导家属在家庭配备氧气瓶并保持每天合适的氧气吸入,同时,还应告知患者及其家属安全使用方法、注意事项及突发情况的处理方法。

4.家庭用药:肺心病患者往往需要长期服药,而在服药时难免会出现各种不良反应。医护人员应指导家属注意服药时的各种体征变化,并及时联系或前往医院咨询,根据患者病情进展调换药物或改变用法用量。同时,还应告知患者及其家属用药中毒等紧急情况的应对方法,做到在发生紧急情况时及时联系与救治。

5.定期检查:肺心病缓解期病情多变,长期的适应也会降低患者对复发的提防,因此,定期回院检查显得格外重要。医护人员应指导患者定期回院检查,并在出现疑似并发症征兆或病情急性发作时,如体温增高、呼吸困难加重、咳嗽剧烈、咳痰不畅、尿量减少或神志淡漠、嗜睡、躁动等均提示病情变化或加重,需及时就诊。

第四节 细菌性肺炎

肺部细菌性感染是危及人类健康及导致患者死亡的常见病因。近年来,由于广谱抗生素和皮质激素的广泛应用,人工气道和机械通气的普遍实施,器官移植的陆续开展和免疫抑制剂的大量使用,院内获得性感染的日趋增多,人群结构及易感性的变化等方面的原因,导致感染菌种变迁、细菌耐药现象严重、传统的治疗难以奏效。因此,提高病原学诊断水平,针对性选择有效抗生素,提高肺部细菌性感染的治愈率,已成为临床医师所关注的课题。

一、病因

(一)病菌感染

细菌性肺炎的发生与病菌感染密切相关。当身体免疫力下降时,病菌容易入侵呼吸道,进而引发肺炎。常见的病菌有肺炎链球菌、金黄色葡萄球菌等。这些病菌可通过空气传播、接触传播等途径进入人体,导致细菌性肺炎的发生。

(二)医疗因素

在某些情况下,医疗因素也可能导致细菌性肺炎。例如,在医疗机构中,患者可能因接受抗生素治疗、插管操作等原因,导致病菌感染或细菌耐药性增加,从而引发细菌性肺炎。此外,患者在康复过程中,如免疫力下降,也可能诱发细菌性肺炎。

(三)气候变化

气候变化也是影响细菌性肺炎发病的一个重要因素。气温波动较大时,人体免疫力可能受到影响,容易感染病菌。特别是在寒冷的冬季,由于室内外温差大,呼吸道黏膜容易受损,病菌更容易侵入肺部,导致细菌性肺炎。

二、临床表现

细菌性肺炎是一种由细菌感染引起的肺部炎症,其临床表现多样且取决于感染的程度、病原体的类型和宿主的免疫状态。除了咳嗽、咳痰和发热等常见症状外,细菌性肺炎还可能导致以下临床表现:

1.呼吸急促:感染细菌性肺炎后,患者可能会出现呼吸急促、呼吸困难,特别是在活动或运动时。这是由于肺部炎症导致氧气吸收受阻,从而导致患者呼吸急促。

2.胸痛:细菌性肺炎患者可能会感到胸部疼痛,这种疼痛可能会辐射到肩部或背部。这是由于肺部炎症引起的胸膜腔内压力变化所致。

3.发热:细菌性肺炎患者通常会出现高热,体温在短时间内迅速升高至 $39\sim40\ ℃$。发热可能是细菌性肺炎的唯一症状,尤其是在老年人和儿童患者中。

4.寒战:感染细菌性肺炎后,患者可能会出现寒战,这是机体对病原体的一种免疫反应。

5.肌肉酸痛:细菌性肺炎患者常常感到全身肌肉酸痛,乏力,这是由于炎症反应和病原体毒素的影响。

6.胃肠道症状:部分细菌性肺炎患者可能出现胃肠道症状,如恶心、呕吐、腹泻等,这是由于病原体毒素对胃肠道的影响。

7.神经系统症状:在严重感染的情况下,细菌性肺炎患者可能出现神经系统症状,如头痛、意识障碍、抽搐等。

8.心血管系统症状:细菌性肺炎可能导致心血管系统症状,如心率增快、心律不齐、血压下降等,这是由于感染毒素对心血管系统的影响。

9.肺部体征:在细菌性肺炎的早期,肺部体征可能不明显,但随着病情的进展,患者可能出现呼吸音减弱、湿啰音、胸膜摩擦音等肺部体征。

10.并发症:细菌性肺炎可能导致多种并发症,如急性呼吸窘迫综合征、肺脓肿、胸腔积液、败血症等,这些并发症可能严重影响患者的生命质量。

三、辅助检查

(一)痰液和胸腔积液检测

痰液检测是细菌性肺炎诊断的重要手段之一。通过收集患者的痰液进行细菌培养和抗生素敏感试验,可以准确地检测出痰液中是否存在病原菌,从而为后续治疗提供依据。此外,对于一些病情严重的患者,可能需要进行胸腔积液检测,以了解胸腔内是否存在感染。

(二)胸部 X 线检查

胸部 X 线检查是诊断细菌性肺炎的重要手段。通过 X 线检查,可以了解肺炎的类型、病变范围以及病原菌引起的病理改变。例如,肺叶空洞、实变或较大脓液积聚等表现,多提示细菌性肺炎。此外,葡萄球菌引起的肺炎可能导致肺部组织坏死、肺脓肿、肺气囊和脓胸等并发症。

(三)血液检查

血液检查可以帮助评估患者的炎症程度和感染情况。通常,细菌性肺炎患者的白细胞总数会升高,中性粒细胞比例也会增加。然而,在某些年老体弱或病情严重的患者中,白细胞总数可能不升高。

(四)免疫学检查

免疫学检查对于细菌性肺炎的诊断也具有重要意义。通过免疫荧光、酶联免疫吸附试验等方法,可以检测血清中的病原菌抗原,从而为诊断提供依据。

(五)肺部 CT 检查

对于一些疑诊细菌性肺炎的患者,肺部 CT 检查可以提供更详细的肺部结构信息。CT 检查可以显示肺部炎症病变、实变、空洞、肺脓肿等表现,有助于明确诊断和评估病情。

(六)其他检查

在某些情况下,根据患者的病情和临床表现,可能还需要进行其他相关检查,如肺功能检查、心电图、超声心动图等,以排除其他肺部疾病和评估患者的全身状况。

四、抗感染治疗

(一)合理选择抗生素的原则

合理选择抗生素的原则是重视病原学诊断和抗生素敏感试验,使其能有效地控制感染,并尽量避免不良后果的产生。当按经验判断致病菌选择抗生素治疗肺部感染,肺内阴影不能消散,临床表现不见好转,体温未能控制时,虽更换抗生素辅以支气管引流措施仍无效,则应选择侵袭性检查手段以尽早明确病原学诊断。根据致病菌类型和药物敏感试验,选择针对性有效抗生素。

(二)抗生素的选择

对多数院外获得性肺部感染,采取经验性治疗可获良效。一旦明确病原学诊断,即应给予针对性抗生素。选择药物时除考虑抗菌谱及药物敏感性外,同时要充分考虑影响抗生素疗效的各种因素,如机体免疫状态、既往用药情况、有无酸碱失衡及肝肾功能不全、药物渗入支气管、肺组织浓度等。临床资料表明院外获得性肺部感染,多为革兰阳性球菌所致,故应首选对革兰阳性球菌有效的药物,如青霉素,大环内酯类抗生素,第一、二代头孢菌素类药物。如为院内获得性肺部感染或有长期反复应用广谱抗生素史者,应选用侧重于革兰阴性杆菌或混合菌种感染有效的药物。目前多主张应用第二、三代头孢菌素,或与氨基糖苷类抗生素、喹诺酮类药物联合用药。

明确病原学诊断后,选择相应抗生素的种类有:①肺炎链球菌选择青霉素、林可霉素、头孢唑林、红霉素、交沙霉素;②肺炎杆菌或大肠杆菌首选第二、三代头孢菌素,氨基糖苷类抗生素,第三代喹诺酮类药物;③金黄色葡萄球菌选用苯唑西林、氯唑西林、头孢拉定、环丙沙星、头孢呋辛、去甲万古霉素;④绿脓杆菌选择哌拉西林、头孢哌酮、阿米卡星、环丙沙星、头孢噻甲羧肟、头孢拉定;⑤流感嗜血杆菌选择氨苄西林,第二、三代头孢菌素;⑥军团菌选择红霉素、利福平;⑦厌氧菌选择青霉素、林可霉素、甲硝唑;⑧混合菌株或耐药菌株感染可选第二、三代头孢菌素与氨基糖苷类抗生素,或喹诺酮类药物;⑨真菌感染选择氟康唑、制霉菌素;⑩支原体选择红霉素、四环素。

(三)抗生素的给药方法和疗程

用药方法与疗程与感染菌株类型、病情轻重、机体免疫状况、治疗反应等因素密切相关。病情轻者宜肌肉或口服给药;病情急重、院内获得性感染、全身状况差、有基础疾病者宜静脉给药。在临床症状消失,胸部X线病灶基本吸收,体温恢复正常后1周可考虑停药。对金黄色葡萄球菌、绿脓杆菌、L型细菌所致的严重肺部感染,则用药疗程不少于3周,并结合有关实验室检查结果分析而定。在用药过程中,要密切观察药物的毒副作用,及早发现不良反应先兆,并给予相应处理。

五、树立整体观念,注重综合处理

高龄体弱、久病未愈、机体免疫机能缺陷等因素,往往治疗矛盾多、药物疗效差,因此,在选择有效抗生素的同时,应注意提高机体抵抗力,促进与恢复气道引流,湿化痰液,改善通气,纠正酸碱失衡等综合处理。及早发现和处理并发症,阻断疾病的恶性循环,以利抗生素发挥最佳治疗效果和改善预后。

六、护理

(一)集束化护理干预方案

集束化护理干预方案是基于循证医学方法构建的,旨在预防急性缺血性脑卒中相关性肺炎中细菌性肺炎的发生。干预措施包括:

1.建立循证护理实践小组,由科护士长任组长,定期对神经内科护士进行循证护理知识培训,并对实施集束化护理干预方案的过程进行质量监控。

2.对符合纳入标准的急性缺血性脑卒中患者,采用密闭不透明的信封随机分为试验组和对照组。试验组患者采用集束化护理干预方案,对照组采用常规护理。

3.集束化护理干预方案包括气道管理、呼吸道感染预防、早期活动、营养支持等方面。

(二)气道管理

1.定期清理呼吸道,保持呼吸道通畅。

2.监测呼吸状况,及时发现并处理呼吸困难等异常情况。

3.针对患者呼吸功能,进行呼吸训练和康复锻炼。

(三)呼吸道感染预防

1.严格执行手卫生规范,降低交叉感染风险。

2.监测病房空气质量,保持室内空气流通。

3.加强对患者家属的教育,提高呼吸道感染预防意识。

(四)早期活动

1.患者病情稳定后,尽早进行床上活动。

2.逐步增加活动强度,促进患者康复。

3.关注患者活动过程中的身体变化,及时调整活动方案。

(五)营养支持

1.评估患者营养状况,制订个性化的营养支持方案。

2.确保患者摄入充足的能量和营养物质,提高免疫力。

3.监测患者营养状况,及时调整营养支持方案。

(六)心理护理

1.关注患者心理状况,提供心理支持。

2.加强患者与家属之间的沟通,缓解焦虑、恐惧等负面情绪。

3.提高患者对疾病的认识,增强战胜疾病的信心。

七、家庭护理

细菌性肺炎是一种常见的呼吸道疾病,严重影响患者的生活质量和健康状况。在治疗细菌性肺炎的过程中,正确的护理措施起着至关重要的作用。

(一)保持良好的生活环境

1.室内空气流通:保持室内空气新鲜,避免空气污浊,有助于患者的呼吸和康复。

2.适宜的温度和湿度:室内温度保持在25~28℃,湿度保持在60%~70%,有利于患者舒适度和病情恢复。

3.消毒清洁:定期对室内物品进行消毒清洁,减少细菌滋生,降低感染风险。

(二)个人卫生护理

1.勤洗手:教会患者和家属正确的洗手方法,养成勤洗手的良好习惯,防止交叉感染。

2.口腔护理:每日清洁口腔,避免口腔感染加重肺炎病情。

3.皮肤护理:保持皮肤清洁干燥,尤其是汗液多的部位,防止皮肤感染。

(三)合理饮食

1.高营养饮食:为患者提供丰富的高蛋白、高热量、高维生素饮食,增强身体抵抗力。

2.饮食清淡:少食油腻、辛辣、刺激性食物,减轻消化系统负担。

3.适量摄入:保证每日饮食适量,三餐规律,避免暴饮暴食。

(四)休息与锻炼

1. 充足休息:患者应保证充足的休息,以便身体更好地恢复。
2. 适度锻炼:在病情稳定后,鼓励患者进行适度的锻炼,增强体质,提高免疫力。

(五)心理护理

1. 关心、关爱:家属和医护人员要多关心、关爱患者,给予心理支持,增强患者战胜疾病的信心。
2. 减轻焦虑:针对患者的焦虑和担忧,给予解答和安慰,帮助其减轻心理压力。

通过以上五个方面的护理措施,我们可以为细菌性肺炎患者提供更好的照顾,帮助他们早日康复。同时,患者本身也要积极配合治疗,保持良好的生活习惯,提高自身免疫力,从而战胜细菌性肺炎。

第五节 社区获得性肺炎

社区获得性肺炎(CAP)又称医院外肺炎,是指在医院外、社区内罹患的感染性肺实质(含肺泡壁,即广义上的肺间质)炎症,也包括入院后48h内肺内出现的感染病灶。随着社会人口老龄化以及慢性病患者的增加,老年护理院和长期护理机构大量建立,伴随而来的护理院获得性肺炎(NHAP)作为肺炎的一种独立类型被提出。曾经认为NHAP在病原谱的分布上介于CAP和医院获得性肺炎(HAP)之间,即肺炎链球菌和流感嗜血杆菌趋于减少,而肠杆菌科细菌趋于增加。但近年来的研究表明NHAP的病原谱更接近于HAP,而且以多耐药(MDR)菌为主。

一、病原学

细菌、真菌、衣原体、支原体、病毒、寄生虫等病原微生物均可引起CAP,其中细菌性肺炎最为常见。由于地理位置差异、研究人群构成比不同、采用的微生物诊断技术及方法各异等原因,各家报道CAP病原体分布或构成比不尽一致。近年来CAP病原谱变迁的总体情况和趋势如下:

(1)肺炎链球菌仍是CAP最主要的病原体,占各种类型CAP的20%~60%。常规检测技术阴性或所谓"病原体未明"的CAP,仍以肺炎链球菌最为常见。

(2)非典型病原体所占比例在增加,非典型病原体达40%,其中肺炎支原体、肺炎衣原体和军团菌分别为1%~36%、3%~22%和1%~16%。国内报道前两者亦在20%~30%之间。与过去认识不同的是,这些非典型病原体有1/3~1/2与肺炎链球菌合并存在,并加重其临床病情,尤其是肺炎衣原体。

(3)流感嗜血杆菌和卡他莫拉菌也是CAP的重要病原体,特别是并发慢阻肺者。

(4)酒精中毒、免疫抑制和结构性肺病(囊性肺纤维化、支气管扩张症)等患者革兰阴性杆菌增加;在结构性肺病患者中,铜绿假单胞菌是常见的病原体。

(5)有报道称,耐甲氧西林金黄色葡萄球菌(MRSA)、分泌杀白细胞素的金黄色葡萄球菌也正成为CAP的重要病原体。

(6)新病原体不断出现,如引起汉坦病毒肺综合征的辛诺柏病毒(SNV)及其相关病毒、引起SARS的新型冠状病毒(另述)及H1N1甲型流感病毒。2009年H1N1甲型流感病毒虽多只引起轻微症状,但少数患者可引发重症肺炎。

(7)耐青霉素肺炎链球菌(PRSP)增加,肺炎链球菌对青霉素耐药在我国近年来快速增加,对大环内酯类耐药也在增加,对第三代喹诺酮亦出现耐药。

二、流行病学

虽然强杀菌、超广谱抗微生物药物不断问世,CAP仍是威胁人类健康的重要疾病,尤其随着社会人口老龄化、免疫受损宿主增加,病原体的变迁和抗生素的耐药性上升,CAP面临着许多问题和挑战,其患病率约占人群的12%。2018年,在美国人口死亡顺位中肺炎居第八位,因肺炎造成的死亡超过5万例。此外,肺炎患者住院率呈逐年上升趋势。我国尚缺乏可靠的CAP流行病学资料。有资料预计,每年我国有250万CAP患者,超过12万人死于CAP。如果与美国按人口总数比较,估计国内的上述预计数字显然被低估。年龄、社会地位、居住环境、基础疾病和免疫状态、季节等诸多因素可影响CAP的发病,尤其与CAP病原体的差异密切相关。甲型H1N1流感所致病毒性肺炎患者平均年龄为30～35岁;病态肥胖是一个主要的危险因素。

三、发病机制

主要经呼吸道吸入感染性颗粒或口咽部、胃肠道反流物误吸导致肺炎发生。病原微生物进入肺泡后,依靠自身毒力因子黏附在肺泡或呼吸道上皮细胞表面,如果病原体数量大、毒力强,或宿主局部防护机制有缺陷,或正常清除机制受损,病原体在局部繁殖,产生毒素,损害上皮细胞,或直接进入巨噬细胞内部繁殖。产生的毒素除造成局部炎症反应、充血、水肿、渗出,甚至出血外,炎症因子可释放入血,造成远端器官功能损害;病原体入血,造成菌血症、脓毒血症,患者可继发脓毒症休克,出现多器官功能不全综合征(MODS),重者出现死亡。

大体病理根据炎症反应部位、分布和均匀程度分为大叶性肺炎、支气管周围炎症、弥漫性播散型肺炎及间质性肺炎。病理显微镜下分为肺泡实变,上皮细胞脱落、坏死,血浆渗出,纤维蛋白沉淀,炎症细胞聚集,或间质内出现炎症细胞聚集(尤其淋巴细胞)等。

四、临床表现

本病通常急性起病。发热、咳嗽、咳痰、胸痛为最常见的临床症状。重症CAP可有呼吸困难、缺氧、休克、少尿甚至肾衰竭等相应表现。可出现肺外症状,如头痛、乏力、腹胀、恶心、呕吐、缺乏食欲等,发生率10%～30%不等。老年、免疫抑制患者发热等临床症状发生率较青壮年和无基础疾病者低,患者常有急性病容。肺部炎症出现实变时触诊语颤增强,叩诊呈浊音或实音,听诊可有管状呼吸音或湿啰音。外周血白细胞总数和中性粒细胞比例通常升高。但在老年人、重症患者、免疫抑制等患者可不出现血白细胞总数升高,甚至下降。急性期C反应蛋白、降钙素原和血沉可升高。

X线影像学表现呈多样性,与肺炎病期有关。在肺炎早期急性阶段病变呈渗出性改变,X线影像学表现为边缘模糊的片状或斑片状浸润影。慢性期,影像学检查可发现增殖性改变,或与浸润、渗出性病灶合并存在。病变可分布于肺叶或肺段,或仅累及肺间质。

五、治疗

(一)治疗原则

1.及时经验性抗菌治疗:临床诊断CAP患者在完成基本检查以及病情评估后应尽快进行抗菌治疗,有研究显示30 min内给予首次经验性抗菌治疗较4h治疗患者的预后提高达20%,提示抗菌治疗越早预后更好。药物选择的依据应是:CAP病原谱的流行学分布和当地细菌耐药监测资料、临床病情评价、抗菌药物理论与实践知识(抗菌谱、抗菌活性、药动学/药效学、剂量和用法、不良反应、药物经济学)和治疗指南等。还应强调抗菌治疗包括经验性治疗,还应考虑我国各地社会经济发展水平等多种因素。

2.重视病情评估和病原学检查:由于经验性治疗缺乏高度专一性和特异性,在疗程中需要经常评价整体病情的治疗反应。初始经验性治疗48～72h或稍长一些时间后病情无改善或反见恶化,按无反应性肺炎寻找原因和进一步处理。

3.初始经验性治疗:要求覆盖CAP最常见病原体按病情分组覆盖面不尽相同。近年来非典型病原体与肺炎链球菌复合感染增加。经验性推荐β-内酰胺类联合大环内酯类或呼吸喹诺酮(左氧氟沙星、莫西沙星、加替沙星)单用。增殖期杀菌剂和快速抑菌剂联合并未证明会产生过去所认为的拮抗作用。

4.减少不必要住院和缩短住院治疗时间:轻中度和无附加危险因素的CAP提倡门诊治疗,某些需要住院者应在临床病情改善后将静脉抗生素治疗转为口服治疗,并早期出院。凡病情适合于住普通病房治疗者均提倡给予转换治疗(switch therapy),其指征:①咳嗽、气急改善;②体温正常;③白细胞下降;④胃肠道能耐受口服治疗。选择转换药物如β-内酰胺类口服剂型其血药浓度低于静脉给药,称为转换治疗,不影响疗效;而如果选择氟喹诺酮类或大环内酯类,则其血药浓度与静脉给药相近称为序贯治疗,事实上序贯治疗常与转换治疗概念混用。

5.抗菌治疗:疗程视病原体决定,肺炎链球菌和其他细菌肺炎一般疗程7～10天,肺炎支原体和肺炎衣原体肺炎10～14天;免疫健全宿主军团菌病10～14天,免疫抑制宿主则应适当延长疗程。疗程还需参考基础疾病、细菌耐药及临床病情严重程度等综合因素,既要防止疗程不足,影响疗效,更要防止疗程过长,产生耐药菌的定植。目前,疗程总体上趋于尽可能缩短。

(二)经验性抗菌治疗方案

CAP抗菌治疗选择存在一个重要争议,即新一代喹诺酮类药物及抗肺炎链球菌活性明显提高的莫西沙星、吉米沙星及左氧氟沙星等呼吸喹诺酮类是否可以作为第一线选择。美国疾病控制与预防中心(CDC)肺炎链球菌耐药工作组(DRSPWG)主张呼吸喹诺酮类仅能用于:①大环内酯类和β-内酰胺类治疗无效或过敏患者;②高水平PRSP(MIC≥4 μg/mL)感染患者。主要是担心其耐药和交叉耐药,但近年来随着研究的深入,这一主张已趋于松动。2007年美国传染病学会(IDSA)发表新修订的CAP指南推荐门诊患者近3个月内用过抗生素者可首选呼吸喹诺酮类。另一个争议是大环内酯类的地位问题。如前所述,如果肺炎链球菌没有耐药危险因素或者大环内酯类仅是mef基因介导耐药(泵出机制),而非erm基因介导耐药(靶位改变),大环内酯类仍可应用,因为它覆盖呼吸道胞外菌和非典型病原体,在无基础疾病的轻症CAP可以单用。对中重症或有基础疾病患者,大环内酯类和β-内酰胺类联合治疗是公认的"经典"方案,目的是用大环内酯类覆盖非典型病原体。而且更有证据表明:对CAP住院患者,在β-内酰胺类的基础上加用大环内酯类可以降低死亡率,并减少治疗失败的风险。

(三)支持治疗

已有研究证实,早期活动可减少患者住院天数,故在患者身体条件允许的前提下,无并发症的患者在入院最初24h内应至少下床活动20min,并应逐日增加活动时间。重症CAP需要积极的支持治疗,如纠正低蛋白血症、维持水电解质和酸碱平衡,循环及心肺功能支持包括机械通气等。

无反应性肺炎应按照以下临床途径进行评估:重新考虑 CAP 的诊断是否正确,是否存在以肺炎为表现的其他疾病,如肺血管炎等;目前治疗针对的病原是否为致病病原,是否有少见病原体如分枝杆菌、真菌等感染的可能性;目前针对的病原体是否可能耐药,判断用药是否有必要针对耐药菌进行抗感染升级治疗;是否有机械性因素如气道阻塞造成的抗感染不利情况;是否忽视了应该引流的播散感染灶,如脑脓肿、脾脓肿、心内膜炎等;是否存在药物的可能性。

无反应性肺炎的原因包括:①治疗不足,治疗方案未覆盖重要病原体(如金黄色葡萄球菌、假单胞菌)或细菌耐药(耐药菌或在治疗过程中变为耐药菌);②少见病原体(结核分枝杆菌、肺孢子菌、肺吸虫等);③出现并发症(感染性或非感染性);④非感染性疾病。如果经过评估认为治疗不足可能性较大时,可以更改抗菌治疗方案再做经验性治疗,一般来说,倘若经过一次更换方案仍然无效则应进一步拓展思路,寻找原因和更深入的诊断检查,如 CT、侵袭性采样、血清学检查、肺活检等。

六、护理要点

(一)评估与判断

1.评估患者有无发病危险因素:老年人、婴幼儿,慢性肺部疾病或其他基础疾病、恶性肿瘤、免疫受损、昏迷、吸入、受凉、劳累等。

2.评估有无 CAP 临床表现(见上述)。

3.评估严重程度:如出现意识障碍;呼吸增快>30 次/min;血氧降低 PaO_2<60 mmHg;血压下降,休克;病变累及双侧多叶,进展快;有少尿肾衰等表现即为重症 CAP。应备好抢救药品及仪器。

(二)护理措施

1.保持病室空气清新,每日定时开窗通风,温度湿度适宜。

2.高热护理

高热时,卧床休息,鼓励患者每日饮水大于 2000 mL,给予高热量、高蛋白质、清淡易消化食物,体温超过 38.5 ℃时,遵医嘱给予药物或物理降温并防止虚脱,并观察疗效及不良反应。

3.呼吸困难的护理

动态观察呼吸状况,判断有无呼吸困难,呼吸困难可引起患者烦躁、恐惧,应做好心理护理,给患者有利于呼吸的体位,保持呼吸道通畅。遵医嘱吸氧、应用支气管舒张剂、呼吸兴奋剂等,并动态监测动脉血气分析的值,准备好气管插管和呼吸机等急救用物。

4.痰标本留取的护理

须在抗生素治疗前,至少在入院 24 h 内采集标本。指导患者先用氯己定漱口,再用温开水漱口后,深咳嗽,留取脓性痰送检。无痰患者可用 10%高渗盐水雾化吸入导痰。真菌和分枝杆菌检查应收集 3 次清晨痰标本;对于通常细菌,要先将标本进行细胞学筛选,1 次即可。尽快送检,不得超过 2 h。延迟送检或待处理标本应置于 4℃保存标本应在 24 h 内处理。

5.指导并鼓励患者有效地咳痰

具体方法是,让患者尽量取坐位或半坐位,先进行几次深呼吸,然后再深吸气后保持张口,用力进行 2 次短促的咳嗽,将痰从深部咳出。必要时吸痰。如病情允许,可指导患者采用体位引流法促进痰液排出,每日 1~3 次,每次 15~30 min,体位引流应在餐前或餐后 1 h 进行,引流时配合咳嗽、以利于引流。引流时注意观察患者的反应,严防窒息。

5.疼痛的护理

胸疼者如频繁地干咳,遵医嘱使用药物镇咳;胸痛时可取患侧卧位。因发热引起全身肌肉疼痛者,可给予按摩,并嘱多饮水,以利代谢产物的排泄。必要时遵医嘱给予止痛药。

6.潜在并发症——感染性休克的护理

定时测量体温、脉搏、呼吸、血压;观察面色、神志、肢体末端温度等,及时发现休克先兆,如有异常立即汇报医生并配合抢救;如放置休克体位、吸氧、补充血容量、遵医嘱使用血管活性药物及抗生素等,遵医嘱使用抗生素,监测动脉血气分析、血电解质变化,准确记录24 h出入量。

(三)预防保健

1.向患者及其家属讲解CAP的病因和诱因。

2.注意休息,劳逸结合,防止过度疲劳。积极参加体育锻炼,增强体质。

3.避免受凉、淋雨、酗酒。吸烟者劝导戒烟。

4.有皮肤痈、疖、感染、毛囊炎、蜂窝织炎者应及时治疗,尤其是免疫功能低下者(糖尿病、血液病、肝硬化、营养不良、高龄等)和COPD、支气管扩张者。

5.慢性病、长期卧床、年老体弱者,应注意经常改变体位、翻身、拍背,咳出痰液。65岁以上人群和具有其他疾病的高危人群建议接种多价肺炎链球菌疫苗.

七、护理评价

1、给予的护理及解释,患者及其家属能够明白。

2、早期辨别病情的异常变化,并及时做出正确的处理

3、通过护理没有出现护理并发症,患者及其家属能掌握预防CAP的保健知识。

4、呼吸科护士掌握CAP的预防、救治及相关知识。

八、预后

Meta分析显示不需要住院的CAP患者的病死率小于1%,需要住院的CAP患者总体病死率为13.7%,老年患者约17.6%,并发败血症者为19.6%,而需要入住ICU的CAP者病死率可达36.5%。

九、预防

在流感暴发流行时应用盐酸金刚烷胺可明显减轻症状,缩短病程,能否减少肺炎并发症有待证明。多价肺炎链球菌疫苗可使85%以上的健康老年人减少肺炎链球菌肺炎的发生。但是对于有一定基础疾病者保护率较低。流感嗜血杆菌疫苗亦有较好的保护效果。

第六节　肺脓肿

肺脓肿是由一种或多种病原体所引起的肺组织化脓性感染,早期为化脓性肺炎,继而坏死、液化,脓肿形成。临床上以急骤起病的高热、畏寒、咳嗽、咳大量脓臭痰,X线显示一个或数个含气液平的空洞为特征。

一、病原体

肺脓肿绝大多数是内源性感染,主要由吸入口咽部菌群所致。常见病原体与上呼吸道、口腔的寄生菌一致。厌氧菌最常见,通常包括革兰阳性球菌如消化球菌、消化链球菌以及革兰阴性杆菌如脆弱拟杆菌、产黑色素拟杆菌和坏死梭形杆菌等。需氧菌和兼性厌氧菌主要包括金黄色葡萄球菌、肺炎链球菌、溶血性链球菌和肺炎克雷白杆菌、大肠埃希菌、变形杆菌、铜绿假单胞菌等。院内感染中需氧菌比例通常较高。血源性肺脓肿中病原菌以金黄色葡萄球菌最为常见,肠道术后则以大肠杆菌、变形杆菌等较多,腹腔盆腔感染可继发血源性厌氧菌肺脓肿。其他可引起肺部脓肿性改变的少见病原体尚有诺卡菌、放线菌、分枝杆菌,真菌如曲霉,寄生虫如溶组织内阿米巴等,但临床所谓之"肺脓肿"含义中不包括此类特殊病原体所致者。

二、发病机制

(一)吸入性肺脓肿

口、咽、鼻腔寄居菌经口咽吸入,是急性肺脓肿最主要的病因。扁桃体炎、鼻窦炎、齿槽溢脓的脓性分泌物,口腔、鼻咽部手术后的血块、齿垢或呕吐物等,在昏迷、醉酒、癫痫发作、全身麻醉、中枢神经系统病变致延髓麻痹等情况下,经气管被吸入肺内,造成细支气管阻塞,病原菌在局部繁殖,最终导致肺脓肿发生。有些患者未能发现明显诱因,国内、外报道其分别达29.3%和23%,可能由于受寒、极度疲劳等诱因导致全身免疫状态与呼吸道防御功能减低,在深睡时吸入口腔的污染分泌物,或食管反流致吸入而发病。肺脓肿形成显示气道局部高微生物负荷以及清除不足。

本型病灶常为单发性,其发生部位与解剖结构及吸入时体位有关。由于右总支气管较陡直,且管径较粗,吸入性分泌物易进入右肺。在仰卧时,好发于上叶后段或下叶背段,在坐位时,好发于下叶后基底段。右侧位时,好发于右上叶段后段形成的腋亚段。发生在上肺区如右中叶或上叶前段的空洞性病变要警惕其他病因包括肺恶性肿瘤的可能性。

(二)血源性肺脓肿

皮肤创伤感染、疖痈、骨髓炎、腹腔感染、盆腔感染、右心感染性心内膜炎等所致的菌血症,病原菌脓毒栓子,经循环至肺,引起肺小血管栓塞,进而导致肺组织炎症、坏死,形成脓肿。此型病变常为多发性,叶段分布无一定规律,但常发生于两肺的边缘部,中小脓肿为多。病原菌多为金黄色葡萄球菌等原发感染的病原体。

(三)继发性肺脓肿

多继发于其他肺部疾病。空洞性结核、支气管扩张、支气管囊肿和支气管肺癌等继发感染,可引起肺脓肿。肺部邻近器官化脓性病变或外伤感染、膈下脓肿、肾周围脓肿、脊柱旁脓肿、食管穿孔等,穿破至肺亦可形成肺脓肿。阿米巴肺脓肿多继发于阿米巴肝脓肿。由于阿米巴肝脓肿好发于肝右叶的顶部,易穿破膈肌至右肺下叶,形成肺脓肿。

三、病理

早期吸入部位细支气管阻塞,使肺组织发生炎症,小血管栓塞,肺组织化脓、坏死,终致脓肿形成。炎症病变可向周围组织扩展,甚至超越叶间裂侵犯邻近肺段。菌栓使局部组织缺血,助长厌氧菌感染,加重组织坏死。液化的脓液积聚在脓腔内引起脓肿张力增高,最终致使脓肿破溃到支气管内,进而咳出大量脓痰。若空气进入脓腔内,则脓肿内出现气液平面。有时炎症向周围肺组织扩展,可形成一个至数个脓腔。若支气管引流不畅,坏死组织残留在脓腔内,炎症持续存在,则转为慢性肺脓肿。此时脓腔周围纤维组织增生,脓腔壁增厚,周围的细支气管受累,可致变形或扩张。

四、临床表现

本病临床症状和一般肺部感染相同,包括咳嗽、大量脓痰、胸痛、发热和咯血等。急性吸入性肺脓肿起病急骤,患者畏寒、发热,体温可高达 39～40 ℃,伴咳嗽、咳黏痰或黏液脓性痰,炎症波及局部胸膜可引起胸痛。病变范围较大者,可出现气急。此外,还可有精神不振、多汗、乏力、食欲缺乏等;约 7～10 天后,咳嗽加剧,肺脓肿破溃于支气管,随之咳出大量脓臭痰,每日可达 300～500 mL,体温随即下降。由于病原菌多为厌氧菌,故痰常带腥臭味。1/3 的患者有不同程度的咯血。厌氧菌感染者临床过程相对较长,且有些患者可无症状。慢性肺脓肿患者可有慢性咳嗽、咳脓痰、反复咯血和不规则发热等,常有贫血、消瘦等消耗状态。血源性肺脓肿常先有原发灶以及原发灶引起的全身脓毒症状,数日后出现咳嗽、咳痰等肺部症状,痰量通常不多,也极少咯血。

胸部检查局部常有叩诊浊音或实音,听诊呼吸音减低,有湿啰音或胸膜摩擦音;即使有空洞形成,亦很少有典型的空洞体征。并发胸膜渗液时有胸腔积液的体征。慢性肺脓肿可有杵状指(趾)及肥大型骨关节病。口腔卫生不良或牙周疾病可作为肺脓肿线索之一,对诊断有提示作用。

五、辅助检查

(一)周围血常规

外周血白细胞计数及中性粒细胞均显著增加,总数可达 $(20～30)\times 10^9/L$,中性粒细胞在 80%～90% 以上。慢性肺脓肿患者白细胞可无明显改变,但可有贫血,血沉加快。

(二)病原学检查

病原学检查对肺脓肿诊断、鉴别诊断及指导治疗均十分重要。由于口腔中存在大量厌氧菌,重症和住院患者口咽部也常有可引起肺脓肿的需氧菌或兼性厌氧菌,如肺炎杆菌、铜绿假单胞菌、金黄色葡萄球菌等定植,咳痰培养不能确定肺脓肿的病原体。较理想的方法是避开上呼吸道直接至肺脓肿部位或引流支气管内采样。但这些方法多为侵入性,各有特点,应根据情况选用。重症感染以及怀疑血源性肺脓肿者血培养可发现病原菌。但由于厌氧菌引起菌血症较少,培养阳性率较低,对吸入性肺脓肿血培养结果往往仅能反映其中部分病原体。伴有脓胸或胸腔积液者,胸液病原菌检查是个极佳的确定病原体方式,除一般需氧培养外,尚需进行厌氧菌培养,阳性结果可直接代表肺脓肿病原体,极少污染,而且即使发生污染亦易于判断。对免疫低下者,还应行真菌和分枝杆菌涂片染色和培养等检查。阿米巴肺脓肿者痰检可发现滋养体和包囊从而确诊。

(三)影像学检查

X线表现根据类型、病期、支气管引流是否通畅以及有无胸膜并发症而有所不同。吸入性肺脓肿常位于低垂部位,在早期化脓性炎症阶段,其典型的X线征象为大片浓密模糊炎性浸润阴影,边缘不清,分布在一个或数个肺段,与细菌性肺炎相似。脓肿形成后,大片浓密炎性阴影中出现圆形或不规则透亮区及液平面。在消散期,脓腔周围炎症逐渐吸收,脓腔缩小而至消失,或最后残留少许纤维条索阴影。慢性肺脓肿脓腔壁增厚,内壁不规则,周围炎症略消散,但不完全,伴纤维组织显著增生,并有程度不等的肺叶收缩,胸膜增厚,纵隔向患侧移位,其他健肺发生代偿性肺气肿。血源性肺脓肿在一侧肺或两肺外周部见多发、散在的小片状炎症阴影,或呈边缘较整齐的球形病灶,其中可见脓腔及液态或液化灶。炎症吸收后可呈现局灶性纤维化或小气囊。并发胸腔积液或脓胸者,患侧呈大片浓密阴影,若伴发气胸则可出现液平。

胸部CT扫描较胸部平片敏感,多有浓密球形病灶,其中有液化,或呈类圆形的厚壁脓腔,脓腔内可有液平面出现,脓腔内壁常表现为不规则状,周围有模糊炎性影。伴脓胸者尚有患侧胸腔积液改变。

(四)纤维支气管镜检查

可明确有无支气管腔阻塞,及时发现病因或解除阻塞恢复引流。亦可借助纤维支气管镜防污染毛刷采样、防污染灌洗行微生物学检查以及吸引脓液,必要时尚可于病变部注入抗菌药物。

六、防治

肺脓肿的预防主要是减少和防止误吸,保持良好的口腔卫生,肺炎早期积极给予有效的抗菌药物治疗。治疗的原则是选择敏感药物抗炎和采取适当的方法进行脓液引流。治疗应个体化。

(一)抗菌药物治疗

本病多有厌氧菌感染存在,治疗可选用青霉素、克林霉素和甲硝唑。青霉素G对急性肺脓肿的大多数感染细菌都有效,故最常用,建议剂量每天640万～1000万单位静脉滴注,分4次给予。考虑到病原体产β-内酰胺酶,脆弱拟杆菌和产黑色素拟杆菌对青霉素耐药,可予林可霉素或克林霉素治疗。目前克林霉素(300～600 mg,每6 h 1次)已作为标准治疗之一。体外试验示甲硝唑对几乎所有常见厌氧菌均有效,但对微需氧链球菌或需氧菌无效,单药治疗常招致失败。早期经验性治疗应针对多种口腔菌群,可选择静脉应用青霉素、头孢菌素或第三代头孢菌素与克林霉素或甲硝唑联合,或者β-内酰胺类/β-内酰胺酶抑制剂等。酗酒、护理院及医院获得性肺脓肿者应使用有抗假单胞菌活性的第三、四代头孢菌素如头孢他啶和头孢吡肟联合克林霉素或甲硝唑。或β-内酰胺类/β-内酰胺酶抑制剂、碳青霉烯类、氟喹诺酮类(左氧氟沙星、环丙沙星)之一联合克林霉素或甲硝唑。有效治疗下患者体温3～10天下降至正常。此时可将静脉给药转换为口服给药(如呼吸喹诺酮类)。抗菌药物总疗程6～10周,或直至临床症状完全消失,X线片显示脓腔及炎性病变完全消散,或仅残留纤维条索状阴影为止。血源性肺脓肿疑似金黄色葡萄球菌感染者可选用耐酶青霉素或第一代头孢菌素治疗。对β-内酰胺类过敏或不能耐受者可改为克林霉素或万古霉素。对MRSA则需用万古霉素、替考拉宁、利奈唑胺。化脓性链球菌可以青霉素G为首选。需氧革兰阴性杆菌引起的感染,应尽量根据体外药敏选药,或根据本地区的革兰阴性杆菌抗菌药敏情况选药。亚胺培南对肺脓肿的常见病原体均有较强的杀灭作用,是重症患者较好的经验性治疗备选药物。持续存在的菌血症、高热72 h不退、7～10天的抗生素治疗后痰液性质和数量以及影像学无变化者要考虑存在未明确的气道阻塞、脓胸或抗生素耐药。

(二)痰液引流

肺脓肿的治疗应强调体位引流,尤其在患者一般情况较好且发热不高时。操作时使脓肿部位处于高位,在患部轻拍,每天2～3次,每次10～15 min。但对脓液甚多且身体虚弱者体位引流应慎重,以免大量脓痰涌出而造成窒息。有明显痰液阻塞征象者可经纤维支气管镜冲洗吸引。而有异物者需行纤维支气管镜摘除异物。痰液黏稠、有支气管痉挛存在时,可考虑对症使用化痰药物以及支气管扩张药治疗,亦可采用雾化以稀释痰液。贴近胸壁的巨大脓腔,可留置导管引流和冲洗。并发脓胸时应尽早胸腔抽液、引流;肿瘤性疾病致支气管狭窄后的继发性肺脓肿有时需经支气管镜球囊扩张或支架置入加强引流。

对有昏迷、糖尿病等基础疾病者,应积极治疗原发病。对于营养不良者,应给予支持治疗。

(三)外科治疗

本病绝大多数不需外科手术治疗。手术指征包括慢性肺脓肿内科治疗效果不佳,大咯血、气道阻塞致引流受限,脓胸伴支气管胸膜瘘及不愿经胸腔引流者,或考虑有非感染性疾病需组织学诊断者。

通常来说,预后相对较好,治愈率达90%～95%。但有明显并发症,感染病原体为铜绿假单胞菌、金黄色葡萄球菌和肺炎克雷伯菌的免疫受损患者病死率较高。

七、护理问题

1. 体温过高:与肺组织炎症性坏死有关。
2. 清理呼吸道无效:与脓痰聚积有关。
3. 气体交换受损:与气道内痰液积聚、肺部感染有关。
4. 疼痛:胸痛与炎症延及胸膜有关。
5. 营养失调:低于机体需要量,与肺部感染导致机体消耗增加有关。

八、护理措施

(一)监测体温变化

维持体温恒定,密切监测体温的变化,高热、中毒症状明显者应卧床休息,指导多饮水,予以物理降温,如体温超过39 ℃应通知医生,必要时遵医嘱应用药物降温。创造舒适的休息环境,保持病室空气清新,定时开窗通气。

(二)保持呼吸道通畅

1. 病情观察:观察并记录痰液的量、颜色、气味、性状;如发生咯血且量较大时,嘱患者患侧卧位,准备好抢救物品,加强巡视。
2. 鼓励患者进行有效的咳嗽:经常活动和变换体位,以利痰液排出。鼓励患者增加液体摄入量,以促进体内的水化作用,每日饮水量为1500～2000 mL。使脓痰稀释而易于咳出。准确记录24 h痰液排出量,观察痰液的颜色、性质、气味和静止后是否分层。当发现血痰时,应及时报告医生,若痰中血量较多,要严密观察病情变化,并准备好抢救药品和用品,嘱患者头偏向一侧,最好取患侧卧位,注意大咯血或窒息的突然发生。

3.加强口腔护理:肺脓肿患者高热时间较长,唾液分泌减少,口腔黏膜干燥;又因咳大量脓臭痰,利于细菌繁殖,易引起口腔炎及黏膜溃疡;大量抗生素的应用,易诱发真菌感染。因此,协助患者在晨起、饭后、体位引流后、临睡前漱口,做好口腔护理。

4.痰液引流的护理:利用体位引流、胸部叩击等物理方法促进痰液排出,体位引流根据病变部位采用肺段支气管引流的体位,使痰液借重力作用经支气管、气管排出体外,对脓痰甚多且体质虚弱的患者,应做好监护,以免大量脓痰涌出但无力咳出而窒息。年老体弱或在高热、咯血期间不宜行体位引流。临床应用较多的是胸部叩击排痰法,具体如下:

(1)叩背前听诊:用听诊器听诊,了解患者肺部啰音的性质、部位,在啰音较强部位加长时间加大力度,叩背前后进行听诊比较。

(2)选择体位:根据患者病情及耐受情况选择合适的体位。如肺尖部炎症采取坐位,肺底和肺叶中段炎症采取侧卧位,去枕侧卧位,头低10°~15°,一般情况好者,可采取膝胸卧位,以患者耐受为宜。

(3)方法:护士两手手指并拢,手背隆起手指关节微屈,指腹与大小鱼际着落,利用腕关节用力,由下至上,由两侧到中央,有节律地叩击患者背部,持续5~10 min。避开肩胛骨、脊柱,让患者进行有效咳嗽,咳嗽前嘱其深吸气后用力将痰液咳出。若患者咳嗽反应弱,则在其吸气终末,护士可用1手指稍用力按压其环状软骨下缘与胸骨交界处,刺激气管引起咳嗽。叩背同时要观察患者的反应,如果患者能耐受,可以适当增加叩背时间。

(4)时间:每一肺叶叩击1~3 min,每分钟叩击120~180次,每次叩击时间5~15 min为宜,应安排在餐后2 h到餐前30 min完成。

(5)幅度:手掌根部离开胸壁3~5 cm,手指尖部离开胸壁10~15 cm为宜。

5.胸腔闭式引流护理:对距胸壁较近的肺脓肿应及早行经皮胸腔闭式引流治疗。

(1)水封瓶应位于患者胸部水平以下60~100 cm处,不可倒置,维持引流系统密闭,接头牢固固定。

(2)保持引流管长度适宜,翻身活动时防止受压、打折、扭曲、脱出。

(3)保持引流管通畅,注意观察引流液的量、颜色、性质,并做好记录。如引流液量增多,及时通知医师。

(4)引流瓶内液应每天更换无菌生理盐水,要保持引流管的密闭状态,防止引流液倒流和引流管开放,以防气体进入胸腔,避免脓栓、坏死物等阻塞引流管,定时挤压胸引管,必要时用生理盐水冲洗引流管。

(5)更换引流瓶时,应用止血钳夹闭引流管防止空气进入。注意保证引流管与引流瓶连接牢固紧密,切勿漏气。操作时严格无菌操作。

(6)搬动患者时,应注意保持引流瓶低于胸膜腔。

(7)可向脓腔内注入胸腔冲洗液如甲硝唑100 mL,裕宁100 mL以加强局部治疗,提高疗效。冲洗液温度为35~37 ℃,过冷过热都会引起胸膜腔反应。患者取低斜卧位,待冲洗液滴入后指导患者更换体位。滴速由10~20滴/min逐渐至30~40滴/min。冲洗时一般为空腹或餐后2 h,避免饱餐呛咳。

(三)基础与对症护理措施

1.止痛:胸痛患者可予局部固定,减少呼吸幅度,也可采用松弛法等减少疼痛。咳嗽时按压胸部以减轻疼痛。

2.饮食与营养:患者应增加营养,给予高蛋白、高维生素、高热量、易消化的食物,以增强机体抵抗力。

3.正确采集标本:及时正确留取痰、血、尿和便标本,以便为医嘱用药提供依据。按医嘱准确给予抗生素,一般疗程应持续8~12周。

(四)加强心理护理

肺脓肿患者经常因咳出大量脓痰而对个体产生不良刺激,导致患者出现焦虑、忧郁。对此,护士应给予极大的关心,指导患者进行心理放松训练及有效咳嗽、咳痰技巧,减轻焦虑、紧张情绪,增加战胜疾病的信心,增强自信心。

九、健康指导

1.疾病预防指导:患者应彻底治疗口腔、上呼吸道慢性感染病灶,以防止病灶分泌物吸入肺内,诱发感染。积极治疗皮肤外伤感染、痈、疖等化脓性病灶,不挤压痈、疖,防止血源性肺脓肿的发生。

2.疾病知识指导:教会患者有效咳嗽、体位引流的方法,及时排出呼吸道异物,防止吸入性感染,保持呼吸道通畅,促进病变的愈合。年老体弱患者要经常翻身、叩背,促进痰液排出。

3.识别并发症,及时就诊,患者出现高热、咯血、呼吸困难等表现时应警惕大咯血、窒息的发生,应立即就诊。

第七节 肺癌

肺癌(lung cancer)是一种发生于支气管黏膜的恶性肿瘤。肺癌已成为当前世界各地最常见的恶性肿瘤之一。

在我国城市人口的肿瘤死亡排名中,肺癌由原来的第4位上升到第1位;农村上升最快的恶性肿瘤也是肺癌,从1996年开始,支气管肺癌已上升为中国人群肿瘤的第1位死因。

一、临床表现

虽然所有年龄组的人都可患肺癌,但肺癌最多见于50~70岁年龄组。5%~10%的肺癌患者无任何症状,肿瘤是在常规胸部X线检查时发现的,这类患者多数是肺内孤立结节影。因此,40岁以上的吸烟男子,应该定期进行胸部X线检查。少数无症状的患者,甚至胸部X线检查也是阴性的,仅痰细胞学检查阳性提示肺癌的存在。多数肺癌患者有一个或多个症状。

(一)支气管肺部表现

1.咳嗽:肿瘤刺激支气管引起咳嗽。约有70%的肺癌患者主诉咳嗽,是肺癌最常见的症状。肺癌咳嗽主要是刺激性咳嗽,痰液多少不定。应注意与其他慢性肺部疾病引起的咳嗽鉴别,一旦咳嗽性质改变或频度增加,很可能为肺癌。

2.咯血:肿瘤溃破可引起咯血。约有50%的肺癌患者痰中带血丝或小血块,咯血量较少,持续时间不等。大口咯鲜血者少见,但随着癌肿的发展,瘤组织侵蚀破入大血管,可发生大咯血,咯血量达 500～1000 mL 或更多。

3.胸痛:肿瘤累及壁层胸膜而引起胸痛。有 30%～50% 的患者出现肺性胸痛,但由于老年患者痛觉感受能力较差,故胸痛出现较非老年患者为晚。一般多为间歇性钝痛,常伴有胸闷,有时也为剧痛,且呈持续性和固定痛。当肺尖 Pancoast 瘤压迫臂丛神经并累及颈交感神经时,不但发生上肢的剧烈疼痛,而且可出现 Homer 综合征。

4.发热:多因肿瘤阻塞支气管,使之引流不畅,发生肺部炎症和肺不张所致。如果瘤体较大,并有坏死和毒素吸收,也可出现高热。周围型孤立性肺癌,有时也有高热,这可能为瘤体本身所引起,即所谓"癌性热"。这种高热经反复抗感染治疗而不消退,有的出现弛张热并达数月之久。一旦肿瘤切除,体温立即恢复正常。因此,对高热者不能只考虑肺部炎症,也可能是癌性热。

(二)肺外表现

1.胸内表现:当肿瘤侵犯胸膜、胸壁、膈肌及纵隔器官时,则出现相关的肺外胸内表现。如大量胸腔积液可造成气短;声音嘶哑说明喉返神经受累引起了声带麻痹;患侧膈肌明显升高,呼吸时有反常运动,尤其在透视下令患者短促呼吸表现最为明显,为肿瘤侵犯膈神经所致;上腔静脉受压造成上腔静脉综合征。这些均为肺癌晚期的表现。

2.胸外非转移表现:肺癌最见的胸外表现是杵状指(趾)和增生性骨关节病,常累及手指、腕、膝及踝关节,可出现关节肿痛及僵硬。小细胞癌可有内分泌异常表现,如库欣综合征、抗利尿激素分泌异常、高钙血症、促性腺激素分泌过多等。血液系统可表现为贫血、再生障碍性血小板减少性紫癜和弥散性血管内凝血,后者在胸腔手术时有出血倾向,应特别注意。上述症状和体征的原因虽未完全明了,但在肿瘤切除后可减轻或消失,而且这些症状和体征可出现在肺癌被发现之前,这在诊断上有较重要的意义。

3.胸外转移表现:肺癌可向淋巴结、肝、肾上腺、肾、骨和脑转移。有的转移可能为肺癌最早的表现。转移早期常无症状,晚期则产生相应的症状和体征。

腺癌和小细胞癌可发生早期血行转移。在决定肺癌手术前应对重要器官进行检查,以排除转移。

4.非特异症状:1/3 的患者主诉体重下降。其他症状还有厌食、乏力、虚弱等,甚至出现恶病质。

二、病理学分类及临床分期

国际抗癌协会(UICC)制定的肺癌 TNM 分期方法,对于估计病情、指导治疗及判断都具有十分重要的作用,使国际交流与合作有了一个统一的标准。目前该标准已被 AJCC(美国癌症联合会)和 UICC 所采纳,ATS(美国胸腔学会)与 ERS(欧洲呼吸学会)亦建议采用此分期标准。

肺癌 TNM 分期是一种用于评估肺癌扩散程度和确定治疗方案的重要方法。TNM 分期系统是由世界卫生组织制定的,它通过三个方面的指标来综合判断肺癌的分期,分别为 T、N、M。

T 分期代表原发肿瘤的情况,包括肿瘤的大小、位置、距离组织气管和隆突的远近,是否侵犯胸膜、胸壁,是否有肺不张或肺炎,是否侵及纵隔或心脏大血管,等等。T 分期分为 $T_1 \sim T_4$,数值越大,肿瘤体积越大,扩散程度越高。

N 分期代表区域淋巴结转移情况,包括肺内、肺门、纵隔和远处的淋巴结是否存在转移。N 分期分为 N_0~N_3,数值越大,淋巴结转移越严重。

M 分期代表是否有远处转移,包括脏器转移、胸腔积液、心包积液等。M 分期分为 M_0 和 M_1,M_1 又分为 M_{1a}、M_{1b}、M_{1c} 等多个子类别,表示远处转移的严重程度。

肺癌 TNM 分期的重要性在于,不同分期的肺癌患者康复和治疗方案有很大差异。例如,早期肺癌($T_{1-2}N_0M_0$)患者可能更适合手术治疗,而晚期肺癌($T_{3-4}N_{1-3}M_1$)患者可能需要采用化疗、放疗、靶向治疗等多种综合治疗手段。

近年来,随着医学的发展,肺癌的治疗手段和疗效不断进步。第 9 版肺癌 TNM 分期标准(2024 年执行)对 N 期和 M 期的划分进行了调整,使分期更加精确。了解肺癌 TNM 分期,有助于医生更好地制订治疗计划,提高治疗效果和生活质量。

三、治疗原则、程序与方法选择

(一)小细胞肺癌

在确定治疗计划时,肿瘤的分期和组织学分类是非常重要的因素,因为多数患者在确诊时已有潜在的和明显的转移。在差别较小的分期中,存活期无明显差异,因此,小细胞肺癌患者的实际治疗,不采用以往提到的复杂的 TNM 分期系统,而最常用的是广泛期和局限期分期,但这些分期难以明确定义,目前认为局限期小细胞癌是指肿瘤局限在一侧胸腔的脏器、纵隔和锁骨上淋巴结,而广泛期指肿瘤广泛,超出以上局限期定义的范围,此类患者常伴有远处转移。

化疗可改善小细胞肺癌的生存期,目前认为,化疗是小细胞肺癌治疗的核心,适用于所有病例。化疗可治愈 20%~25% 的局限性病例,而有效率(RR)则可高达 65%~90%,完全缓解率(CR)达 45%~75%,中位生存期 15~20 个月,2 年和 5 年存活率分别为 40%~50% 和 10%~20%。化疗用于弥漫性小细胞肺癌,疗效较局限性差,最高 RR 可达 70%,CR 仅 20%~30%,中位生存期为 7~10 个月,仅 1%~20% 的患者可存活到 5 年。

1.局限期 SCLC 的治疗:仅 1/3 的患者在诊断时属局限期,化疗是治疗局限期 SCLC 的主要手段。

化疗用细胞毒性物质作用在不同的细胞分裂周期,如长春新碱阻止微管的形成,阿霉素阻止 DNA 和 RNA 的合成,这些药物,作用目标在细胞分裂过程,因此,对快速分裂的细胞较其他细胞影响更大。由于癌细胞是快速分裂的细胞,它们受药物的影响较正常细胞要大,这一特性也说明了其副作用,如化疗引起的脱发和骨髓移植。

完全缓解的患者,在治疗后 2 年仍有 35%~65% 的人病变累及中枢神经系统(CNS),因此,对缓解的患者也常需预防性颅脑放疗(PCI),但仍需进一步研究 PCI 的神经毒副作用,以确认其在生存期方面的优点。

2.弥漫期 SCLC 的治疗:弥漫期患者的化疗方案,类似于局限期患者所使用的方案。因此期病变已广泛转移,故一般很少采用胸部放疗。但有文献报道,放疗可加强化疗的疗效。

3.小细胞肺癌的手术治疗:手术在治疗小细胞肺癌中的作用一直存有争议。一种极端学说认为,任何情况下的小细胞肺癌,即使是最早期,一经诊断,就不应手术治疗。另一些学者认为,有意或无意的手术切除术,特别是对于早期(非常局限)的病例,似乎是一种治疗的选择。

目前认为,化疗后的局限性小细胞肺癌,因有25%~50%的患者局部复发,而再次化疗几乎不能达到治疗效果,对于这类患者,一些医院采用姑息手术,偶可完整切除,且患者长期存活。对于这类患者,避免采用一、二线化疗药。

(二)非小细胞肺癌

非小细胞肺癌(NSCLC)对化疗的反应不理想,因此,手术是最佳的治疗选择,但除了局限的肿瘤以外,手术疗效较差。放疗对少数病例有效,且可姑息治疗多数病例。化疗对晚期病例可一般改善生存期,且能缓解症状。

在准备外科治疗肺癌时,有两个需要考虑的问题,即切除能力和手术能力。切除能力的基础是它的分期,需考虑到侵犯的器官、转移与否及其部位。手术能力指患者接受手术和继之的肺容积、肺功能减少的能力,一系列的术前检查对患者的全身状况做出评估,其应包括患者的肺功能、通气弥散检查、心功能、运动耐力检查等。由于许多肺癌患者吸烟,所以常有其他疾病和呼吸功能较差,在手术能力的临界范围,术前清除气管分泌物的理疗有可能改善肺功能。

采用的切除方式依赖肿瘤的部位和大小,肺叶切除是切除完整的肺叶,段切除是切除支气管肺段,楔形切除用于小的周边肿瘤,袖状切除用于累及主支气管的肿瘤。这些术式常采用开胸方式完成,近年也有采用胸腔镜(VATS)开展上述手术方式的。

标准的后外侧切口的开胸术;切口在肩胛下角,切断背阔肌,经第5或第6肋骨(去除肋骨)或肋间进胸。VAIS手术的优点是对患者的创伤小,切断很少的组织,术后对肺功能的影响较小。

以下是基于美国国立癌症研究所提出的治疗方案而推荐的治疗方法。

1.0期肺癌的治疗:0期NSCLC可外科切除,或对某些患者采用支气管镜下光疗,但光疗的作用有待证实。

2.ⅠA和ⅠB期非小细胞肺癌的治疗

手术是ⅠA(T_1N_0)期ⅠB(T_2N_0)期NSCLC患者的首选治疗,如果病变确实局限在胸腔内,那么,手术切除就是唯一的治愈手段。几乎每个临床医师都会发现这样的病例:小于1 cm的ⅠA期患者,治疗性切除术后几个月就发展成全身病变并死亡;而大于100 mm的ⅠB期患者,可能在肺切除术后存活十几年。很明显,第一个病例手术治疗是无效的,而第二个病例很适合手术。目前尚不能筛选出适合手术的病例。

VATS用于Ⅰ期肺癌的肺叶切除,可以减少术后并发症、减轻术后疼痛、尽早功能锻炼和缩短住院时间,其疗效与开胸术式无显著性差异。Ⅰ期肺癌手术切除要避免术中死亡,手术医师应考虑以下几个问题:

(1)选择适当的患者完成适当的术式:肺叶切除、袖式切除、双肺叶切除或全肺切除均为完整的解剖切除、边缘阴性。切除的范围越大,术后并发症和死亡率越高。有人尝试对ⅠA期患者做肺段切除或楔形切除术。但另有人提出,局部切除与肺叶切除术后比较,3年和5年的死亡率显示,前者分别比后者增加30%和50%。

(2)对符合适应证的病例,要在最佳时机采用最佳的手术。

(3)加强术后治疗,减少围手术期并发症和死亡率。

(4)如果病变有较强的生物侵袭性,应采用辅助治疗。

(5)术后严密随诊,尽早发现新原发灶或复发灶。

不能手术的患者可给予放疗,但放射治疗的存活率明显低于手术,只是一般程度增加5年存活率。

术后化疗:目前进行的Ⅰ期患者切除术后化疗试验,并未证实化疗可延长生存期和无瘤存活时间。但有人认为,切除术后患者可考虑试验性化疗,以减少转移的机会,但目前的辅助放疗使生存率更低。

目前,正在进行Ⅰ期术后患者的化学预防试验,如服用维生素A、视黄醇酯、乙酰半胱氨酸等。

3.Ⅱ期(N_1)非小细胞肺癌的治疗:Ⅱ期肺癌现在的定义是$T_1-2N_1M_0$和$T_3N_0M_0$。根据这一分期标准,Ⅱ期肺癌占到NSCLC的12%~19%,切除术后5年存活率为24%~55%。目前还没有明确的治疗ⅡA($T_1N_1M_0$)期NSCLC最有效的治疗方案,现在采用的是治疗性手术切除为主,但因有淋巴结转移,肺癌已属全身性疾病,单纯手术是不够的,应辅助化疗或放疗。

(1)手术治疗:手术仍是Ⅱ期(N1)肺癌的首选治疗,术式应采用完整解剖切除术式(肺叶或全肺切除),完整切除可最大限度地局部控制病灶、延长生存期。不主张做局部切除或肺段切除,在术前应对患者做认真的术前评估。如果患者不能耐受或其他原因不能接受完整解剖的肺切除术,也可采用更小范围的切除术式。纵隔淋巴结清扫不仅有益于术后病理分期,还可能会延长ⅡA期术后存活时间。

为了达到完整切除支气管、血管残端阴性和淋巴结周边阴性的有效治疗目的,在以下几种情况下可能需要扩大切除范围:①中心型肺癌累及主支气管或主肺动脉干,应全肺切除。②肺门转移淋巴结粘连或侵犯主支气管,应做全肺或袖式切除。

很多医师常规采用肺叶切除加淋巴结清扫术式,再辅助化疗或放疗以控制淋巴结微小残留病灶。VATS治疗Ⅱ期(N_1)肺癌仍存争论,一般认为,可以采用保护肌肉的小开胸替代VATS。

(2)全身治疗:一般认为,Ⅱ期肺癌多已为全身性疾病,应在切除术后辅以全身化疗,不幸的是,以往多数关于术后化疗的临床试验结果并未证实可延长生存期。部分临床试验显示,切除术后化疗可稍延长中位生存期和无瘤生存事件,但总生存率与不化疗者相同。

近年来新型化疗药的出现及新辅助治疗概念的提出,似乎使肺癌的治疗出现转机。早期肺癌的新辅助治疗,增加了手术切除率和治疗有效率,明显延长中位生存期。最近一些诱导化疗的二期临床试验显示:手术与术前诱导化疗在围手术期的安全性及有效性方面是相同的,但5年生存期有显著性差异,术前化疗组明显好于未化疗组。但因这些实验例数较少及实验方法学存在漏洞,尚不能认为是最终的结论。

(3)放疗:对于N_1肺癌外照射放疗的作用,目前难以定性并存有争议。早在1961年,Bloedom就证实,术前一般剂量的放疗就会有40%的病理有效率,放疗与未手术治疗的病例比较,可延长生存期。放射治疗早期(Ⅰ或Ⅱ期)肺癌,瘤体小于3 cm者,3年存活率为34%~59%,3~6 cm大小的肿瘤者,3年存活率为17%~49%。

术后外照射放疗的临床随机试验未能证实其可延长生存期,但术后放疗可以减少局部复发,有人提出外照射放疗不适合早期非小细胞肺癌的术后治疗。但得出这一观点的临床试验存在方法学上的漏洞。

反对术后常规放疗的主要原因之一是放疗并发症可能多于放疗的益处。最常见放疗的并发症就是放射性肺炎,造成放射性肺炎的危险因素有受照射的肺组织量、照射总剂量、每日照射的剂量、每疗程照射剂量。

4. Ⅱ期(T_3)非小细胞肺癌的治疗：T_3肺癌的定义包括3个范畴，涉及了周围型和中心性肺癌，以下详述各类T_3肺癌的手术、化疗、放疗的治疗原则。

(1)胸壁侵犯：1947年，Coleman报道两例支气管肺癌侵犯胸壁，在整块切除受侵胸壁和肺组织后长期存活。从那以后，有很多关于整块切除术治疗T_3肺癌的报道，以下数据说明整块切除术治疗T_3期胸壁侵犯肺癌的必要性：①手术死亡率为4%～15%。②5年存活率高达25%～35%。③不能切除或部分切除的T_3，5年生存期为0。④T_3肺癌有淋巴结转移和没有淋巴结转移的5年生存期分别为7.4%和58.6%，而其中N_0且年龄小于60岁者预后最好。⑤完整切除术后随诊2年，94%无局部复发，76%无局部淋巴结复发。

目前尚不能确定放疗可否延长生存期，但会控制局部复发，对于放疗（术前或/和术后）的时机也有争论。术前放疗的优点有缩小原发瘤体积、增加手术切除率、减少术中种植转移的可能性、较术后放疗的照射剂量小。有选择性的术后放疗用于局部切除不满意者，如瘤体大、局部切除困难、部分淋巴结转移者，肿瘤组织学特性及不宜采用其他辅助治疗者。

(2)T_3期中心型肺癌：中心型肺癌的T_3是指主支气管内肿瘤距隆突不足2 cm，但未侵及隆突。在20世纪50年代以前，此类肿瘤被视为手术禁忌证。自Abbott在1950年首次报道了气管内肿瘤的切除方式后，T_3期中心型肺癌也可手术切除。早期的手术死亡率高达10%以上，但近年来已明显降低。有人报道：5年存活率约38%，而N_2患者均在30个月内死亡，结论是，N_2淋巴结阴性者，行隆突全肺切除是一种安全的治疗选择。另有关于袖式全肺切除术治疗T_3的报道，其中85%的患者接受了术前放疗，手术死亡率高达24%，主要并发症是吻合口不愈合，仅15%长期存活，长期存活者均为鳞癌，且术前接受了放疗。

以上资料显示T_3期中心型肺癌的手术治疗难度较大，在行全肺袖式切除术之前需要解决一些技术问题，人造气管置换术可能会为手术带来新的希望，术前分期技术的提高，如PET检查等，也会有助于选择最佳的患者，最新的人工肺辅助装置，如静脉内氧合器，使术后治疗更加简便。

(3)肿瘤引起的全肺不张或阻塞没有查到关于此类肺癌的治疗文献，所以做单一专题讨论较为困难，但有几点关于T_3期此类肿瘤的说明：常伴有纵隔淋巴结肿大，而临床难以判别是否为淋巴转移，因为阻塞性肺部慢性炎症也可致淋巴结肿大，故需纵隔镜活检以除外N_2期患者，如果N_2淋巴结未受累，可行切除手术。

此类患者的肺功能是一个重要指标，如果是全肺不张，FEV1低于耐受全肺切除者，也可能在切除术后不会进一步减少肺功能，因为不张的全肺没有功能，甚至术后会改善肺通气功能和通气/血流比。

5. ⅢA期肺癌的治疗：ⅢA期NSCLC患者的预后差，综合治疗方案也难以消灭微转移灶，提高此类局部晚期肺癌的生存期。如果临床将N_2淋巴结转移分为微小淋巴结转移（早ⅢA期）和巨块型淋巴结转移（晚ⅢA期）两大类的话，生存期会有所差异。故严格、准确地区分早ⅢA期和晚ⅢA期，对于治疗的选择和预后有极为重要的作用。

(1)早ⅢA期：占总ⅢA期患者的10%～20%。术前影像学正常，胸腔镜或纵隔镜下仅见单发转移淋巴结，此类患者切除术后2年和5年存活率分别是40%～50%和20%～30%。对于此类患者，虽然手术切除仍是主要治疗方法，但有一些研究认为新辅助化疗也会有益。早ⅢA期的临床关键问题是，手术应附加哪一种辅助治疗及这一治疗是在术前还是术后采用。

尽管仔细地术前分期，包括CT和纵隔镜检查，但还是会有一些患者术后病理诊断有肺门或纵隔淋巴结转移（ⅢA1），或同侧纵隔淋巴结正常大小、术中冷冻发现镜下转移（ⅢA2）。如果开胸术后发现仅限一组淋巴结转移，并可手术切除肿瘤，医师应按计划行肺切除加淋巴结清扫术。这是N_2淋巴结转移疗效最满意的、可选择有效治疗的分期，完全切除术后的5年生存期达30%。但仅有10%～20%的ⅢA期患者属于这一情况。如果是开胸前纵隔镜检查，应选择最佳治疗方法。虽然发现此类区域淋巴结转移提示预后较差，但几乎没有一致的术后治疗方案，尽管有很多病例，但很少进行辅助化疗、放疗或其他治疗的前瞻性临床试验。尽管如此，还是有以下选择治疗方法的线索。

术后放疗已被用于治疗切除后的非小细胞肺癌超过50余年，适应证为切除边缘有镜下癌残留，而其他的适应证仍有争论。

总之，对于ⅢA1～2期非小细胞肺癌，术后放疗不能被认为可延长生存期，但可作为一种控制局部复发的治疗选择方案，特别适于多组淋巴结转移或胸膜外肿瘤播散、局部癌残留等。

（2）晚ⅢA期：此期患者临床检查可见瘤样或多站纵隔淋巴结肿大，晚ⅢA期的传统治疗仅限于放疗，虽然可明显缓解症状，但总疗效很差，5年存活率为5%到10%。由于局部不能完全切除及远处转移，手术切除的疗效也很差。目前晚ⅢA期的治疗建议采用非手术的综合治疗，或偶需放、化疗后附加切除术，以证实放、化疗的疗效。

绝大多数ⅢA期患者属于晚ⅢA期（ⅢA3～4），即CT显示淋巴结直径大于1.5 cm的N_2淋巴结转移（ⅢA3）。由于40%轻度肿大的淋巴结，特别是近期合并肺部感染者为良性改变，故需做纵隔镜检查，以确认淋巴结转移。不能手术切除的ⅢA4期，只能选择其他的保守治疗方法。提示预后不良的表现有肿瘤包膜外播散、多组淋巴结受累及淋巴结巨块型肿大等。另外，还特别注意到，如果比较不同部位的淋巴结转移，例如，位置较高的淋巴结（纵隔镜检查阳性）与位置较低的淋巴结（纵隔镜检查阴性，而开胸术中发现阳性）相比较，前者的预后要差。

总之，在大量、科学、可信的临床试验完成之前，目前推荐ⅢA3期肺癌采用的治疗方案是：新辅助化疗、现代放疗或两者结合，辅以有选择的手术切除术，可能发挥最大治疗效果，有助于延长生存期。而不能手术的ⅢA4期肺癌，只能选择放疗或化疗，其放疗的5年生存期为5%～10%。

总之，此类患者目前尚无一致的治疗方案，可采用的治疗包括手术、支气管镜下激光治疗、近距放疗和综合治疗等，均有可能改善此类患者的生存期。单纯手术适用于特别选择的部分病例，术后放疗似乎有助于控制局部肿瘤的发生。

肺上沟瘤常由于局部侵犯较重而远处转移较少，难以处理，因此，这类肿瘤的局部治疗似乎更能达到治疗目的。单独的手术或放疗，或联合治疗，可能对部分病例达到治疗效果，肿瘤直接侵犯胸壁，采用切除手术，对部分患者常可达到治疗性效果。

6.ⅢB期肺癌的治疗：在1986年，将ⅢB期单独分出来，是因为其有不同于以往Ⅲ期的预后。ⅢB期的含义是"不能切除"的局部晚期肿瘤，或对侧纵隔、锁骨上淋巴结转移。此类病例如无特殊情况，几乎不会手术治疗，最适合的治疗方法是姑息治疗，罕有长期存活的病例。

最佳治疗是单独采用化疗和放疗或联合治疗，也有人对有选择的患者采用手术切除（主要针对T_4），这要依赖肿瘤的部位和特性，多数疗效好的病例是采用联合治疗，其与单纯放疗相比，可减少10%的死亡率，疗效差的病例多是采用姑息性放疗的患者。

7.Ⅳ期肺癌的治疗：很少有人手术治疗广泛转移的Ⅳ期肺癌。因放疗仅限于姑息治疗局部晚期肿瘤，以缓解局部症状，故此期非小细胞肺癌更适合化疗，即便其作用有限，且有高度危险性和副作用,但仍有以下三大优点:治疗疾病、改善生存期、缓解肿瘤引起的症状。虽然没有证据证实目前的化疗药物可治愈晚期非小细胞肺癌,但有足够的数据显示,化疗可延长生存期和缓解症状。

除化疗外,还可采用支持治疗方案,最佳的支持治疗包括根据病情选用姑息性放疗、皮质甾体类药物、镇痛药和抗生素。

化疗与患者的生活质量:尽管就这一问题存在广泛的争论,但联合化疗的确可改善非小细胞肺癌患者的生活质量,肿瘤引起的症状,如咳嗽、呼吸困难、胸痛、咯血等,在化疗控制肿瘤生长后均可改善。有人报道:70%的患者症状改善,而同组患者肿瘤控制率也达35%,但化疗的细胞毒性反应仍使很多患者不愿接受这一治疗。

8.非小细胞肺癌局限转移的治疗:非小细胞肺癌转移病灶的治疗原则是化疗或支持治疗,手术仅限于姑息治疗病灶引起的症状。但是,一小部分患者仅有为数不多的胸外转移病灶(局限转移),在有或没有全身治疗的情况下,手术切除这些转移和原发瘤可能会改善生存期。

如果肿瘤的发展需要多个环节,那么,肿瘤局限在原发脏器的患者,理论上就可以单靠手术切除而治愈。而那些局部生长快、侵袭或转移到多个脏器的肿瘤,最佳的治疗就应该是化疗或支持治疗。另一种情况是介于两者之间,局限的原发肿瘤,其转移灶局限在一两个胸外脏器,此种情况称为局限性转移,最佳的治疗是手术切除原发瘤和继发转移病灶,并联合全身治疗方案。

对于局限转移的病例,有效的治疗应包括:①清除原发病灶。②发现所有的转移病灶。③有效地治疗转移病灶。④有效的全身治疗,以消除可能的微转移灶。以上4项要求中,任何1项做不到,都会导致治疗失败,而且失败的可能性非常大。

四、化学药物治疗

目前化疗在肺癌的治疗中日益受到重视,这是因为已经认识到肺癌是一种容易播散的肿瘤。现临床上多将肺癌分为小细胞肺癌(SCLC)和非小细胞肺癌(NSCLC)两种类型。由于肺癌患者在诊断时有2/3已经超越了手术切除的范围,1/2已经有了临床或潜在的播散,化疗在临床上占有较重要的地位,成为肺癌治疗不可或缺的手段之一。

肺癌的化疗主要为辅助化疗和姑息化疗。辅助化疗用于根治术后的患者,待患者术后恢复后尽早开始,化疗次数一般为4次,间隔时间为3~4周。姑息化疗主要用于无手术机会的晚期患者,化疗次数不超过6次。化疗禁忌证同其他肿瘤大致相同,白细胞、血小板低下,严重贫血,肝肾功能不良,心功能严重障碍,以及恶病质均为其禁忌证。

(一)小细胞肺癌的化疗

1.单药化疗:对SCLC单药有效率>30%的药物有环磷酰胺、长春新碱、氮芥、卡铂、阿霉素、氨甲蝶呤,近几年出现了对肺癌有效的抗肿瘤新药,包括紫杉醇、喜树碱、衍生物CPT11和拓扑替康、长春瑞滨和吉西他滨等。有的甚至可以作为一线治疗方案。

值得一提的是,同一药物用于初治病例或复治病例其疗效常迥然不同。总体来说,SCLC单药化疗的疗效并不理想,总的有效率为15%~45%,完全缓解率为5%,平均有效期为2~4个月。

2.联合化疗

临床研究对小细胞肺癌采用联合化疗,其疗效明显高于单药化疗,最常用的一线方案是EP方案及CAO方案,有效率为70%~85%。小细胞肺癌一线化疗虽然疗效较好,但是通常缓解持续时间短,长期生存时间短,故大部分小细胞肺癌患者在初始治疗后需接受二线化疗。以前常用的二线化疗方案有 VIP 和 IME,而目前包含一些新药物的联合方案被用于小细胞肺癌的二线化疗,显示了较好的前景。有拓扑替康及相关方案,依立替康及相关方案,紫杉醇及相关方案。

目前在临床使用的新药如拓扑替康+紫杉醇,每 3 周 1 次,在初步使用中有效率达 92%,但需要粒细胞集落刺激因子(G-CSF)支持,另一些方案是拓扑替康+卡铂+紫杉醇,紫杉醇+长春瑞滨,紫杉醇+顺铂+依托泊苷等。

(二)非小细胞肺癌的化疗

非小细胞肺癌的内科治疗效果是确切的,化疗可提高非小细胞肺癌的生存率并提高生存质量,但仍不令人满意。治疗有不少难点:①如何通过化疗减少早期非小细胞肺癌术后的复发率。②如何克服非小细胞肺癌先天性药物或继发性耐药。③对晚期非小细胞肺癌患者化疗失败后如何治疗。④如何把经验性化疗转变成针对性个体化化疗。以顺铂为基础的联合化疗,优于最佳支持治疗,并且紫杉醇、多西紫杉醇、长春瑞滨和 GEM 等新的药物显示了良好的抗肺瘤活性,对于晚期已转移的非小细胞肺癌,以铂类为基础的联合化疗比新的单药化疗更能改善患者的预后,许多研究都支持 TP、DP、GP 作为进展期或晚期非小细胞肺癌的一线治疗,而术后辅助化疗则采用顺铂或卡铂为基础的二药联合方案,一般术后化疗分 4 个周期。

总之,非小细胞肺癌的内科治疗关键是根据年龄、全身状况、病情、合并疾病、药物毒性、医疗保障等,综合考虑选用单药还是联合化疗,以及如何组合现有的化疗药物或分子靶向药物等,以期达到不同亚群的个体化治疗。

五、肺癌的支气管动脉化疗

化疗的多种方法中,经支气管动脉灌注化疗是最有效的方法,其缓解率明显高于静脉全身化疗。术前应用动脉灌注化疗还可使部分患者在病变缩小后取得 2 次手术的机会,且能明显提高术后的生存期。全身化疗多应用在有远处转移的患者。

肺癌瘤体的血供主要是支气管动脉,因此,介入治疗就是利用支气管动脉灌注化疗的基本原理,以大剂量、高浓度的抗肿瘤药物在短时间内经过支气管动脉直接灌注到肿瘤体内而杀伤癌细胞,其局部药物浓度远远高于静脉给药,其杀伤癌细胞的作用也高于静脉给药。在灌注的同时还可以使用微导管超选择进入肿瘤供血动脉并将该动脉栓塞,使肿瘤失去血供而"饿死",如果患者同时合并有咯血,而此种咯血应用止血药很难得到控制,此时的栓塞则可以起到一箭双雕的作用,即治疗了肿瘤又控制了咯血,可达一针见血的目的。

需要指出的是,介入灌注、栓塞治疗仅适用于中心型肺癌,而对于周围型肺癌及肺部多发转移性肿瘤则不适用介入治疗,因此,患者的术前诊断就显得尤为重要。

六、护理

1.护理评估

(1)病因:仔细询问患者有无吸烟史;生活和职业环境是否长期接触镉、镭等放射性物质及致癌性物质等;有无肺癌家族遗传史。

(2)临床表现:评估咳嗽、咳痰情况;是否咯血及咯血量;有无胸痛及类型,为间歇性隐痛还是闷痛;是否存在发热等。

(3)精神-心理状况:评估患者心理状态和对治疗的理解情况,是否有足够的支持力量,有无恐惧的表现,如高血压、失眠、沉思、紧张、烦躁不安、心慌等。

(4)疼痛:评估内容包括以下方面:①疼痛的部位、性质和程度;②疼痛加重或减轻的因素;③影响患者表达疼痛的因素,如性别、年龄、文化背景、教育程度、性格等;④疼痛持续、缓解、再发的时间等。

(5)营养评估:评估患者身高、体重、饮食习惯、营养状态和饮食摄入情况,必要时与营养师一起评估患者所需要的营养,并制订饮食计划。

(6)心理评估:评估患者心理状态,根据其年龄、职业、文化、性格等情况,鼓励患者表达自己的心理感受,耐心倾听患者诉说,表示同情和理解。

2.护理要点及措施

(1)咯血护理

①评估患者发生咯血的风险,备好急救药品及设备,如负压吸引器、急救药物如升压药、止血药,补充血容量的药物如羟乙基淀粉(706代血浆)等。检查血型、出凝血时间、血清四项等,以便出血时能及时交叉配血,或及时行介入治疗。

②做好患者及家属有关咯血风险的教育,使其有心理准备,尤其中央型肺癌患者,即肿瘤靠近肺门处,邻近肺动脉、肺静脉的患者等。

③观察咯血的颜色、性状、量及伴随症状,如喉咙发痒、发腥、咳嗽等。根据咯血量分为痰中带血、小量咯血(<100 mL/d)、中等量咯血(100~500 mL/d)或大咯血(>500 mL/d,或1次300~500 mL)。咯血量的估计应考虑患者吞、呼吸道残留以及混合的唾液、痰、容器内的水分等因素。

④做好患者的心理护理,嘱患者安静卧床,取平卧位。

一旦发生咯血,立即头偏向一侧,避免发生误吸。保持呼吸道通畅,必要时予负压吸引。迅速建立2条以上静脉通道。遵医嘱抽取血标本做交叉配血、血常规、凝血功能检查。遵医嘱快速静脉输液,补充血容量,必要时测定中心静脉压作为调整输液量和速度的依据,防止因输血、输液过多、过快引起急性肺水肿。遵医嘱给予止血治疗。给予吸氧、保暖。

严密观察病情变化(咯血、神志、脉搏、呼吸、血压、肢体温度、皮肤及甲床色泽、周围静脉特别是颈静脉充盈情况、每小时尿量、血常规变化及中心静脉压等),做好护理记录。

经内科治疗不能控制的出血可请介入导管室或外科协助手术治疗。注意观察疗效。根据病情嘱患者禁食、禁水。出血停止后改为易消化、无刺激性半流质饮食,加强口腔护理。

(2)疼痛护理

①疼痛评估:注意倾听患者对疼痛的诉说,观察其非语言表达,做出准确评估。如疼痛的部位、性质和程度。

②减轻患者心理压力:由于对疾病的忧虑,对死亡的恐惧而影响患者情绪使疼痛加剧。应理解患者的痛苦,以同情安慰和鼓励的语言与举止支持患者,以减轻心理压力,提高痛阈值。

③分散患者注意力:指导患者转移注意力,如阅读书报、听音乐、看电视、与患者家人交谈等,减轻疼痛的感受强度。

④舒适的护理:提供安静的环境,调整舒适的体位,保证充分的休息。

物理镇痛:如按摩、局部冷敷、针灸、经皮肤电刺激等,可降低疼痛。药物镇痛:按医嘱用药,严格掌握好用药的时间和剂量,密切观察病情和镇痛效果,警惕药物不良反应的出现。

(3)呼吸道护理

①评估呼吸频率、节律、形态、深度,有无呼吸困难,有无皮肤色泽和意识状态改变。监测血白细胞总数和分类计数、动脉血气分析值,注意有无异常改变。

②病室应阳光充足、空气新鲜,室内通风每日3次,每次30 min,但避免受到直接吹风,以免受凉。环境保持整齐、清洁、安静和舒适。室温保持18~20 ℃,相对湿度在55%~60%为宜,因为空气干燥会降低气管纤毛运动的功能,使痰液更黏稠不易咳出。

③协助患者取半卧位,以增强肺通气量,减轻呼吸困难。指导有效的咳嗽技巧,协助排痰,如拍背、雾化吸入、应用祛痰药。

④气急发继者应给予氧气吸入,4~6 L/min,以提高血氧饱和度,纠正组织缺氧,改善呼吸困难。

(4)营养失调护理

①监测和记录患者进食量,评估进食情况和营养状况。

②与营养师一起评估者所需要的营养,制订饮食计划。如:注意动、植物蛋白的合理搭配;氨基酸的平衡有助于减缓癌症的发展;锌和镁对癌细胞有直接抑制作用;高膳食纤维的饮食可刺激胃肠蠕动,加强消化、吸收和排泄功能;提供高热量、高蛋白质、富含维生素的饮食,满足机体营养所需。

③向患者及其家属宣传增加营养与促进健康的关系,安排品种多样化饮食,并增加食物的色、香、味,以刺激食欲,满足患者饮食习惯,促进主动摄取食物,同时应提供良好的进食环境,尽可能与他人共同进餐,以调整心情,促进食欲。

④保持患者口腔清洁,卫生,以增加食欲。

有吞咽困难者应给予流质饮食,进食宜慢,取半卧位以免发生吸入性感染和窒息。病情危重者应采取喂食、鼻饲,保证营养的供给。必要时酌情输血、复方氨基酸等,以增加抵抗疾病的能力。

(5)皮肤护理

①向患者说明放疗的目的、方法,以及照射后可出现红斑、表皮脱屑、色素沉着、瘙痒感等,应注意有效保护,防止进一步损伤。

②皮肤放射部位标记在照射后切勿擦去,皮肤照射部位忌贴胶布,不用红汞、碘酯涂擦。照射时协助患者取一定体位,不能随意移动,以免影响照射效果及损伤其他部位皮肤。

③告知患者皮肤损伤部位应避免揉抓、压迫和衣服摩擦,洗澡时不用肥皂或搓擦,避免阳光照射或冷热刺激。如有渗出性皮炎可暴露,局部涂用具有收敛、保护作用的鱼肝油软膏等。

④协助患者采取舒适体位,保持床位洁净、平整,至少每2 h变换体位1次,以防局部组织长期受压而致压疮或发生感染,必要时给予应用气垫床,使用安普贴等保护受压部位皮肤。

(6)心理护理

①评估患者心理状态:根据其年龄、职业、文化、性格等情况,鼓励患者表达自己的心理感受,要耐心倾听患者诉说,表达同情和理解。

②多与患者沟通,建立良好的护患关系,尽量解答患者提出的问题和提供有益的信息;在未确诊前,劝说患者接受各种检查;确诊后根据患者的心理承受能力采用恰当的语言将诊断告知患者,以缩短患者期待诊断焦虑期,不失时机地给予心理援助,引导患者面对现实,正确认识和对待疾病;对于不愿意或害怕知道诊断的患者,应协同家属采取保护性医疗方式,合理隐瞒病情,以防患者精神压力过大。

③精神上给予安慰:帮助患者正确评价目前面临的情况,鼓励患者及其家属参与疾病的治疗和护理计划的决策制订过程,引导患者及时体验治疗的效果,增强治疗的信心。

④帮助患者建立良好的社会支持网:鼓励家庭成员和亲朋好友定期探视患者,使之感受到家庭、亲友的关爱,激发其珍惜生命热爱生活的热情,克服恐惧绝望心理,保持积极、乐观情绪,调动机体潜能,与疾病作斗争。

(7)并发症的预防及护理

①化疗前对患者解释化疗的目的、方法及可能产生的毒性反应,使其有充分的思想准备,树立信心和勇气配合化疗。

②化疗期间饮食宜少食多餐,避免过热、粗糙、酸、辣刺激性食物,以防损伤胃肠黏膜。化疗前、后2h内避免进餐。若有恶心,呕吐时可减慢药物滴注速度或遵医嘱给予口服或肌内注射甲氧氯普胺10~20 mg。如化疗明显影响进食,出现口干、皮肤干燥等脱水表现,须静脉输液,补充水、电解质和机体所需营养。

③严密观察血常规变化,每周检查1~2次血白细胞总数,当白细胞总数降至$3.5\times10^9/L$时应及时报告医生并暂停化疗药物,遵医嘱给予利血生、鲨肝醇等药物,以促进机体造血功能;当白细胞总数降至$1\times10^9/L$时,遵医嘱输白细胞及使用抗生素以预防感染,并进行保护性隔离。

④化疗后患者唾腺分泌常减少,出现口干、口腔pH下降,易致牙周病和口腔真菌感染。口腔护理可用盐水或复方硼砂溶液漱口;若为真菌感染时可选用碳酸氢钠溶液漱口并局部涂敷制霉菌素。

注意保护和合理使用静脉血管。静脉给药时应在输注化疗药物前、后输注无药物液体,或者给予大静脉置管,以防药液外漏使组织坏死,并可减少对血管壁的刺激。若化疗药液不慎外漏,应立即停止输注,迅速用0.5%普鲁卡因或者0.1%利多卡因溶液10~20 mL局部封闭,并用冰袋冷敷,局部外敷氟轻松或氢化可的松软膏,以减轻组织损伤。切忌热敷,以免加重组织损伤。

对由于药物毒性作用使皮肤干燥、色素沉着、脱发和甲床变形者,应做好解释和安慰,向患者说明停药后可使毛发再生,以消除其思想顾虑。

鼓励患者多饮水,既可补充机体需要,又可稀释尿内药物浓度,防止肾功能损害。

3.健康教育

(1)讲解宣传如何预防肺癌

①不吸烟,并注意避免被动吸烟。

②进高蛋白质、富含维生素、高纤维素、适当脂肪和热量的饮食,多吃富含维生素C的新鲜蔬菜和水果。不饮酒,不吃煎、炸、熏、烤食物。不食发霉变质的食物,不偏食、暴食。

③避免和尽量少吸油烟等异常气体。注意厨房中的油烟污染,因此炒菜时最好将油烟机同时打开,同时油温不宜太高。

④避免接触各种致癌化学药物或杀虫剂。

注意个人卫生,加强体育锻炼。保持心情舒畅或平静,生活起居有规律,避免忧虑或过度劳累。

注意电离辐射。体内和体外的放射线照射都可以引起肺癌,尤其在开采放射性矿石的矿区,应尽量减少工作人员受辐射的量。

注意和重视慢性病与癌前病变的防治,防微杜渐。如慢性气管炎患者应重视预防感冒,患感冒应及时治疗等。

谨慎用药,尤其不要滥用性激素类药剂、有细胞毒性的药物,防止药物致癌危险。早期发现、早期诊断与早期治疗,对高危人群要定期进行体检。

(2)告知肺癌康复期护理

①首先保持良好的心情,乐观的情绪,做好自我心理调节,树立乐观向上、坚决与疾病作斗争的精神。

②保持室内空气新鲜,每日定时通风。尽可能保持日常生活的规律性,按时起床、进食及活动。

③注意劳逸结合,逐渐增加活动量,并适当做力所能及的家务劳务,为重新投入工作和社会生活做积极的准备。适当参加室外活动,包括散步及练气功、养花、钓鱼、打拳、体操等锻炼,避免疲劳,避免去人员密集的公共场所,以防感冒。

④继续进行呼吸功能锻炼,做恢复肺功能及肺活量的练习,腹式呼吸、有效咳嗽及咳痰。多进食营养丰富的食品及新鲜的蔬菜、水果,以清淡、新鲜、容易消化、富含维生素及蛋白质为宜。戒烟酒,避免刺激性食物,保持大便通畅。做好患侧上肢的功能锻炼,防止患肢因长期不活动而造成的功能受限,若出现胸闷、气喘、咳嗽、痰中带血、胸痛等症状持续不缓解,应及时就诊。定时复查,6个月内每个月1次,以后3个月至半年复查1次,应严格遵医嘱。

(3)说明饮食护理的必要性:营养在肺癌的综合治疗中起着十分重要的作用,良好的营养支持有助于治疗和康复的顺利进行。如果在临床治疗之前或之中,营养补充充足,对化疗、放疗、手术治疗的耐受性较好,效果亦较好,恢复也较快。人体的营养来源可分为3个方面:膳食营养、肠内营养、肠外营养(静脉营养)。应该以膳食营养为主,膳食营养不足时,再辅以肠内、肠外营养。

①创造清洁、舒适、愉快的进餐环境,尽可能安排患者与他人共进餐,以调整心情,促进食欲。

②给予高蛋白质、高热量、富含维生素、易消化饮食,动、植物蛋白应合理搭配,如鸡蛋、鸡肉、大豆等。调配好食物的色、香、味,以刺激食欲。安排品种多样化饮食,尽量增加患者的进食量和进食次数。a.早、中期肺癌患者消化系统功能是健全的。应抓紧时间补充全面的营养,以提高抵抗力,防止或延缓恶病质的发生。肉鱼蛋奶豆、米面粗杂粮、新鲜的蔬菜水果均应选用,以提供丰富的蛋白质、充足的热量、足够的维生素。选用蔬菜时,应多选用营养丰富的红色、橙色、深绿色的蔬菜,叶类菜要有一定分量,多搭配使用能增加免疫力的食用菌类,如香菇炖鸭、云耳煨鸡等。烹饪宜采用炖、煮、蒸、炒等易消化的方法。膳食宜多样化,少食多餐则有利于增加食欲、食量,促进消化吸收。b.针对肺癌患者咳嗽、咯血等症状,除注意给予"补血饮食"之外,亦多选用养阴润肺即止咳、收敛和止血作用好的食物,如百合、杏仁、鸭梨、白木耳、海带、山药、藕、龟肉、水鱼、水鸭等。c.在肺癌患者放疗和化疗,影响到白细胞下降时,饮食上应全面补充营养,多食肉、鱼、蛋、奶、豆以及新鲜的蔬菜水果,可搭配多食乌骨鸡、脊骨、排骨、肝脏、动物血、阿胶、花生米(连皮)、大枣等补血食物。d.有吞咽困难者应给予流质饮食,进食宜慢,取半卧位以免发生吸入性肺炎或呛咳,甚至窒息。病情危重者应采取喂食、鼻饲或静脉输入脂肪乳剂、复方氨基酸注射液和含电解质的液体。氨基酸的平衡有助于抑制癌症的发展;锌和镁对癌细胞有直接抑制作用。

③肺癌患者应避免刺激性的食物,以免刺激咳嗽、咯血。应禁食烟、酒、辣椒、花椒、芥末,少量使用姜、蒜;少喝浓汤;放疗期间不食狗肉、羊肉。少吃腌制的、熏制的、烧焦的、发霉的食物。除正在服用中药需遵医嘱忌口外,食物的禁忌不宜太多,以免影响热量及营养素的摄取。饮食应营养均衡,粗细搭配合理。注意合并疾病,如糖尿病、肾病等。

④高纤维膳食可刺激肠蠕动,有助于消化、吸收和排泄功能。如患者易疲劳或食欲缺乏,应少量多餐,进食前休息片刻,尽量减少餐中疲劳。

预防肺癌的膳食主要有高蛋白质、高纤维素、低脂肪、低热量饮食,含有胡萝卜素的蔬菜(如胡萝卜、花菜、卷心菜、黄芽菜、水果等),食物中的维生素 A、维生素 C、维生素 E 有提高免疫功能的作用。同时还要补充微量元素,如硒、铁、镁、碘、锌,对防癌、抗癌有一定意义。禁忌高脂肪、高胆固醇饮食以及霉变食物、腌制及熏烤食品、农药污染食品等。宜在营养师、医务人员的指导下酌情使用膳食补充剂,如维生素制剂、矿物质制剂、蛋白粉等。

(4)给予患者心理援助:介绍肺癌的治疗方法及前景,使之摆脱痛苦,正确认识疾病,增强治疗信心,提高生命质量。

(5)督促患者按时用药:如化疗间歇期的免疫治疗及中药治疗;继续化疗的患者,要交代下次化疗时间及注意事项,并做好必要的准备;晚期癌症转移患者要交代患者及其家属对症处理的措施,坚持出院后定期到医院复诊。

(6)其他:告知合理安排休息,补充足够营养,调整生活规律和生活习惯,保持良好的精神状态,进行适当运动,避免呼吸道感染,以便提高机体免疫力,促使康复。

肺癌的预防主要是减少或避免诱发因素,加强对高发群体进行重点普查,早发现,早治疗。其预后取决于能否早期诊断及早期综合性、多学科地治疗。隐性肺癌早期治疗可获痊愈。一般认为鳞癌预后较好,腺癌次之,小细胞未分化癌较差。

第二章 消化内科常见疾病护理

第一节 消化吸收不良综合征

一、概述

消化吸收不良综合征是指各种原因引起的胃肠道消化、吸收功能减退，以致肠腔内一种或多种营养物质（包括脂肪、糖类、蛋白质、维生素和矿物质等）不能顺利透过肠黏膜转运入组织，从而引起营养缺乏的临床综合征。

消化不良和吸收不良关系密切，互相影响。消化不良系因消化酶缺乏，以致食物不能被消化；吸收不良是因为各种原因使小肠不能吸收足够营养物质，即对脂肪、蛋白质、糖类、维生素、矿物质和电解质的吸收障碍，其中以脂肪吸收障碍最具特征性，临床表现为腹泻、粪便薄而量多、油腻多等脂肪吸收障碍症状，故又称脂肪泻。

胃酸分泌减低甚至完全缺失可致铁及维生素 B_{12} 吸收障碍，而胃酸分泌过多可影响胰脂肪酶的活性。胰腺功能不全致其外分泌功能不足会导致脂肪水解和蛋白质消化障碍。胆盐排至小肠与食物中的脂肪酸形成混合性微胶，使胆固醇溶解度增加，促使脂肪吸收，当胆盐浓度降低，所形成微胶粒减少，从而影响脂肪的消化和吸收及脂溶性维生素的吸收，使维生素 D 和钙的吸收减少，可引起严重的代谢性骨病。肠黏膜器质性改变，肠黏膜细胞中的酶分泌减少，肠液分泌物及肠道激素均减少，从而导致营养物质吸收障碍。以上一种或多种机制可同时存在，患者每天除丢失大量的脂肪、蛋白质、糖类之外还要丢失大量水分和盐类，从而引起以上一种或多种相应的临床症状。

消化吸收不良综合征按病因和发病机理分为原发性吸收不良综合征和继发性吸收不良综合征。

1.原发性吸收不良综合征：系小肠黏膜（吸收细胞）有某种缺陷或异常，影响营养物质经黏膜上皮细胞吸收、转运，包括乳糜泻和热带口炎性乳糜泻等。

2.继发性吸收不良综合征

(1)消化不良：胰酶缺乏如慢性胰腺炎、胰腺癌、胰腺纤维囊肿、胰腺结石、原发性胰腺萎缩等；胆盐缺乏如肝实质弥漫性损害、胆道梗阻、胆汁淤积性肝硬化、肝内胆汁淤积症、回肠切除、肠内细菌过度繁殖（肠污染综合征）；肠黏膜酶缺乏如先天性乳糖酶缺乏症。

(2)吸收不良：小肠吸收面积不足，如小肠切除过多（短肠综合征）、胃结肠瘘、不适当的胃肠吻合术、空肠结肠瘘等；小肠黏膜病变，如小肠炎症，包括感染性、放射性、药物性（新霉素秋水仙素等）；寄生虫病，如贾第虫病、圆线虫病等；肠壁浸润病变，如淋巴瘤、结核病、克罗恩病、Whipple 病等；小肠运动障碍、动力过速，如甲状腺功能亢进等，影响小肠吸收时间，动力过缓如假性小肠梗阻、系统性硬皮病，导致小肠细菌过度生长；淋巴血流障碍如淋巴发育不良，淋巴管梗阻（外伤、肿瘤、结核等）、血液循环障碍（门静脉高压症、充血性心力衰竭）。

吸收不良综合征的病理特点为小肠绒毛萎缩变平，光镜下可清晰地观察到柳叶状的绒毛缩短，形态不规则,尖端变钝而互相融合,直至绒毛消失;表层杯状细胞减少,上皮下层有炎性细胞浸润和腺体增生;黏膜柱状上皮细胞变低平,细胞质内有空泡,核大小不一,微绒毛模糊不清。

二、治疗

(一)以高蛋白、高热量、低脂肪、易消化,少渣而无刺激的食品为主

属乳糜泻者,停食各种麦类(大麦、小麦、燕麦、黑麦、裸麦等)食品。但若将麦粉中麸质(面筋)去掉,剩余的淀粉不含麦胶,患者仍可食用,忌麦胶饮食治疗3～6周症状明显好转,常需持续治疗1年。乳糖酶缺乏者忌食乳类食品。

(二)针对病因积极治疗

Whipple病、热带口炎性腹泻和盲袢综合征等引起的吸收不良,需用抗生素,如喹诺酮类药和尼立达唑类药等治疗。

乳糜泻可用激素治疗,可用泼尼松或泼尼松龙30～40 mg/d,晨一次口服,症状改善后逐渐减量维持。

淋巴瘤和克罗恩病等引起的吸收不良可手术治疗。

胰源性吸收不良可选用消化酶替代治疗。如得每通,起始剂量每次1～2粒,3次/天,然后根据症状调整剂量,有效剂量一般为每天5～15粒。复方消化酶胶囊(达吉),一般用量为1次1～2粒,3次/天,口服。复方阿嗪米特肠溶片(泌特),一般用量每次1～2片,3次/天,餐后服用。米曲菌胰酶片(慷彼申),一般用量为每次1～2片,3次/天,餐后口服。

(三)补充各种维生素

如维生素A、维生素D、维生素K、维生素B_{12}及其他B族维生素和叶酸等。缺铁性贫血者可服用硫酸亚铁丸0.3 g,3次/天,餐后口服或速力菲0.1～0.2 g,3次/天等。病情严重者可静脉高营养疗法,给予脂肪乳剂、复方氨基酸、白蛋白等,必要时输血浆。

(四)对症治疗

腹泻严重者给予碱式碳酸铋0.3～0.9 g,3次/天,餐前服;地芬诺酯2.5～5 mg,2次/天或地芬诺酯首次口服4 mg,以后每腹泻1次再服用2 mg,直至腹泻停止或用量16～20 mg/天,连续服5天,若无效则停服。慢性腹泻待显效后每日给予4～8 mg,长期维持。同时纠正水电解质平衡紊乱。危重患者如已排除感染或癌肿疾病,可试用糖皮质激素治疗。

三、护理

(一)饮食调理

1.患者应选择高热量、高蛋白、高维生素的饮食,以满足身体所需。食物要多样化,易于消化,如米粥、稀饭、面条、馒头、鱼肉、鸡肉、蔬菜等。

2.避免刺激性食物,如辣椒、生姜、大蒜、咖啡、酒精等,以及油腻、高脂肪食物,如炸鸡、油炸食品等。

3.分餐制:一日三餐改为五、六小餐,减轻肠道负担。

4.遵循"少食多餐"的原则,避免一次性摄入大量食物,以免加重肠道负担。

(二)生活调理

1.保持良好的作息习惯,充足的睡眠有助于消化系统的恢复。
2.适当进行体育锻炼,如散步、太极拳等,以增强体质,促进肠道蠕动。
3.避免过度劳累和精神紧张,保持心情舒畅。
4.注意个人卫生,尤其是饮食卫生,避免肠道感染。

(三)药物护理

1.遵医嘱使用药物,如抗生素、抗酸药、胃黏膜保护剂等。
2.了解药物的作用、副作用和注意事项,如是否需空腹服用、是否与饮食有关等。
3.配合医生调整药物剂量和治疗方案,定期复查。

(四)病情观察与自我监测

1.密切观察病情变化,如腹泻、腹痛、腹胀等症状的加重或减轻。
2.监测体重变化,了解营养状况。
3.记录大便次数、性状、颜色等,以便就诊时提供给医生。

(五)心理护理

1.了解患者的心理状态,给予关心和支持。
2.解释疾病的病因、治疗方法和预后,增强患者信心。
3.鼓励患者参与社交活动,提高生活质量。

第二节 十二指肠炎

一、概述

十二指肠炎是指由各种病因引起的十二指肠黏膜的炎症性改变。由于纤维胃十二指肠镜检查的临床应用对十二指肠炎的诊断日趋增多,国外报道其内镜检出率可达6%~41%,国内报道为2.2%~30.3%。发病多在球部,男女比例约为4∶1,患者年龄以青壮年居多(占80%以上)。

临床上将十二指肠炎分为急性和慢性两类。急性十二指肠炎通常为急性胃肠炎的组成部分,急性食物中毒时细菌及其毒素,大量饮用烈性酒、浓茶、咖啡及服用非甾体类解热镇痛药等造成十二指肠黏膜的急性损害,这些因素都是引起急性十二指肠炎的重要病因。

慢性十二指肠炎又分为原发性和继发性,继发性十二指肠炎与胃、肝、胆、胰、肾等疾病及应激、药物等因素有关。原发性十二指肠炎是一独立疾病,病因尚不十分清楚,可能与下列疾病有关:

1.高胃酸:高胃酸分泌导致十二指肠酸负荷增加,可能是原发性十二指肠炎的病因之一。
2.幽门螺杆菌(Hp)感染:Hp感染与十二指肠炎的关系日益受到重视。十二指肠炎的Hp感染率尚无确切的统计学资料,国内有报道十二指肠炎患者Hp检出率约为53.1%。
3.十二指肠邻近脏器的病变:有慢性胆囊炎、慢性肝炎、慢性胰腺炎等疾病的患者,十二指肠的发病率高,门静脉高压症患者其发生率也比普通人群高出数倍。

十二指肠炎病理表现为充血、水肿、糜烂、出血、绒毛变平或增厚。显微镜下见黏膜层及黏膜下层有淋巴细胞、浆细胞等单个核细胞浸润,有时可见淋巴样增殖和嗜酸性细胞浸润,急性期或病变活动时伴有多形核粒细胞浸润。浅表性十二指肠炎的病理表现:胃绒毛变短、圆钝,刷状缘变薄以致消失;间质型炎症累及黏膜肌层的腺隐窝甚至整个固有层;萎缩型十二指肠炎则常有重度上皮细胞退行性变,肠腺减少甚至消失。

二、治疗

急性十二指肠炎按急性胃炎治疗。慢性继发性十二指肠炎主要治疗原发病及对症治疗。慢性原发性十二指肠炎的治疗原则与十二指肠溃疡大致相同,主要原则为降低酸负荷,保护十二指肠黏膜,预防并发症。对 Hp 的根除可提高治愈率,降低复发率。

1. 抗酸剂:其作用机理为中和胃酸,提高胃内 pH 值,降低十二指肠内酸负荷,减轻胃酸对十二指肠黏膜的刺激,如服用达喜片等。

2. 抑酸剂:常用的有质子泵抑制剂、H_2 受体拮抗剂,抗胆碱能有时也可应用。

质子泵抑制剂主要抑制 H^+-K^+-ATP 酶活性,阻断胃酸分泌的最后通道,从而强烈地抑制胃酸分泌。常用的有奥美拉唑、兰索拉唑、雷贝拉唑等。H_2 受体拮抗剂可与组织胺争夺壁细胞上的 H_2 受体,拮抗组织胺对壁细胞的刺激,抑制胃酸的分泌。常用的有雷尼替丁或法莫替丁等。抗胆碱能药能抑制迷走神经,阻断胆碱能受体而减少胃酸分泌。但此类药物可延缓胃排空,抑制胃蠕动,同时有升高眼压和抑制排尿等副作用而在临床上应用不多。

3. 保护十二指肠黏膜:常用药物有铋剂、前列腺素 E、瑞巴派特等。铋剂在酸性环境下可与蛋白质结合,形成一层保护膜,并可促进胃上皮分泌黏液和 HCO_3 分泌,加强胃黏膜屏障。瑞巴派特既能增加胃黏液前列腺素的分泌和增加胃液量,又能抑制自由基对黏膜的损伤作用。

4. 抗 Hp 治疗:根除 Hp 不仅可以促进炎症愈合,提高治愈率,减少并发症,而且能显著降低复发率。目前根除 Hp 的方案有好几种,主要为含铋剂三联疗法、含质子泵抑制剂三联疗法以及含雷尼替丁胶体铋三联疗法。含铋剂三联疗法主要药物为胶体次枸橼酸铋钾 480 mg/d+甲硝唑 1.2 g/d+阿莫西林 2 g/d。此方案根除率在 80% 以上,价格合理,缺点是副反应多,有假膜性小肠结肠炎等严重副反应的个案报道。含质子泵抑制剂三联疗法的主要药物是质子泵抑制剂如奥美拉唑 40 mg/d 或兰索拉唑 60 mg/d+克拉霉素 1 g/d+阿莫西林 2 g/d。本方案疗效好,根除率在 85% 以上,症状缓解快,但价格较高。含雷尼替丁胶体铋三联疗法主要药物胃雷尼替丁胶体铋 400 mg/d+克拉霉素 1 g/d+甲硝唑 1.2 g/d 或阿莫西林 2 g/d,Hp 根除率可达 85% 以上,副反应甚少。

三、护理

(一)一般护理

1. 休息:患者应充分休息,以减轻症状。在病情严重时,患者需卧床休息,以避免劳累。

2. 饮食护理:患者应选择易消化、营养丰富的食物,避免辛辣、油腻、生冷等刺激性食物。建议少量多餐,每天 5~6 餐,以牛奶、稀饭、面条等偏碱性食物为宜。

3. 活动:病情允许的情况下,患者可适当进行户外活动,以增强体质,促进康复。

(二)疼痛护理

1. 评估疼痛:了解患者的疼痛部位、性质、持续时间,以及与饮食、活动等因素的关系。

2.疼痛缓解方法：指导患者采用松弛术、局部热敷、针灸、理疗等方法，以减轻疼痛。

（三）并发症护理

1.上消化道出血：如出现黑便、呕血等症状，应立即禁食，并补血、补液。

2.穿孔：如发生穿孔，应紧急手术治疗。

3.幽门梗阻：如出现幽门梗阻症状，应禁食并胃肠减压。

4.癌变：关注患者疼痛规律变化，如疼痛失去规律性，粪便隐血试验持续阳性，应怀疑癌变的可能。

（四）用药护理

1.H_2受体拮抗剂：药物应在餐中或餐后即刻服用，也可在夜间顿服。

2.胃黏膜保护剂：如硫糖铝，应在餐前1h与睡前给药；胶体铋剂在餐前0.5h服用。

3.抗酸药：如氢氧化铝凝胶，应在餐后1h或睡前服用。

4.抗胆碱能药及胃动力药：如吗丁啉、西沙必利等，应在餐前1h及睡前1h服用。

（五）心理护理

1.关心患者：多与患者沟通，了解患者心理需求，给予关爱和支持。

2.建立信心：帮助患者树立战胜疾病的信心，积极配合治疗和护理。

第三节　胃下垂

站立位时，胃的下缘达盆腔，胃小弯角切迹降至髂嵴连线以下，称为胃下垂。胃下垂是内脏下垂的一部分。

一、病因

正常情况下，胃的形状可呈正张力型（J形）、高张力型（牛角形）和低张力型（鱼钩形），幽门位于剑突和脐连线中点或脐水平附近。凡能造成膈肌下降的因素，如膈肌活动力降低、腹腔压力降低、腹肌收缩力减弱、与胃连接的韧带过于松弛等均可导致胃下垂。由于体型或体质性因素使正常胃呈极度鱼钩状，即无张力型胃下垂，常见于瘦长体型妇女。此外，经产妇多次腹部手术有切口疝者，进行性消瘦者及卧床少动者也可见有胃下垂，主要与膈肌悬吊力不足、膈胃及肝胃韧带松弛、腹内压下降及腹肌松弛等因素有关。

二、临床表现与辅助检查

1.临床表现：瘦长体型者，有腹部切口疝者及因慢性消耗疾病卧床少动者，轻度胃下垂多无症状。下垂明显者可有上腹不适、饱胀、厌食、恶心、嗳气及便秘等。上腹不适常于餐后，站立过久和劳累后加重，平卧时减轻。有时可有站立性昏厥、低血压、心悸等"循环无力症"表现。查体：肋下角常小于90°，上腹部压痛点可因卧位、立位变动而不固定。站位时，上腹部易触到明显腹主动脉搏动，用双手向上托扶患者下腹部常可减轻患者上腹胀坠感。有些患者可触及下垂的肝、脾、肾等脏器。

2.特殊检查：饮水超声波可测定胃下缘下移入盆腔内。X线钡餐检查有特征性改变，即胃小弯角切迹位于髂嵴连线以下,立位时可见胃体明显下降、向左移位,严重者几乎完全位于脊柱中线的左侧。无张力型胃,胃体呈垂直方向且较胃底宽大,胃窦低于幽门水平以下,胃蠕动减弱,且有胃潴留。十二指肠壶腹部受牵拉,其上角尖锐,向左移位。根据站立位胃角切迹与两侧髂嵴连线的位置,将胃下垂分为三度:轻度,角切迹的位置低于髂嵴连线下 1.0~5.0 cm;中度,角切迹的位置位于髂嵴连线下 5.1~10.0 cm;重度,角切迹的位置低于髂嵴连线下 10.1 cm 以上。

三、治疗

1. 纠正不良的习惯性体位,加强腹肌锻炼,增强腹肌张力。
2. 加强营养,辅以助消化药,增加腹腔内脂肪。
3. 对症治疗:上腹饱胀者可给予胃动力药如多潘西酮、莫沙必利;合并胃炎者辅以胃黏膜保护剂。
4. 必要时可用腹带、胃托辅助治疗。

四、护理

(一)生活护理

1. 合理安排作息时间:保持充足的睡眠,避免熬夜和过度劳累。
2. 养成良好的饮食习惯:少食多餐,避免暴饮暴食。餐后不宜立即运动,可以适当散步。
3. 穿着舒适:穿着宽松的衣物,避免紧身衣裤,以减轻腹部压力。
4. 保持良好心态:保持乐观情绪,避免过度焦虑和抑郁。

(二)病情观察

1. 密切关注病情变化:观察胃部症状,如疼痛、胀气、反酸等,及时向医生反馈。
2. 定期复查:按照医生的建议进行定期复查,监测病情进展。

(三)药物护理

1. 遵医嘱用药:严格按照医生的处方用药,切勿自行调整剂量或停药。
2. 注意药物副作用:观察药物不良反应,如恶心、呕吐、腹泻等,及时就诊。

(四)运动护理

1. 适量运动:参加适量的户外运动,如散步、打太极拳等,以增强体质。
2. 避免剧烈运动:避免举重、跳绳等对胃部压力较大的运动。

(五)饮食护理

1. 规律饮食

对于胃下垂患者,保持规律的饮食非常重要。每天要按时进食,避免过度饥饿或饱腹。每餐适量摄入食物,尽量做到三餐规律,不要暴饮暴食。餐间可以适量吃些清淡的小零食,以免胃部过度空旷。

2. 增加膳食纤维

适量增加膳食纤维的摄入,有助于促进胃肠蠕动,改善便秘问题。可食用富含纤维的蔬菜、水果和全谷类食物,如胡萝卜、南瓜、燕麦、玉米等。同时,避免食用过多油腻、高脂肪的食物,以免加重胃部负担。

3.注意情绪调节

情绪波动对胃下垂患者的康复也有很大影响。保持心情愉悦,避免紧张、焦虑、抑郁等负面情绪,有助于改善胃肠功能。可以尝试进行一些舒缓的活动,如瑜伽、冥想、深呼吸等,以调节情绪。

4.适当锻炼

适当的体育锻炼有助于增强身体素质,改善胃下垂症状。推荐进行温和的有氧运动,如散步、慢跑、游泳等。锻炼时要遵循循序渐进的原则,避免剧烈运动。同时,运动时要保持正确的姿势,避免增加胃部压力。

5.定期复查

胃下垂患者在康复过程中,要定期到医院进行检查,以监测病情变化。如有症状加重或其他不适,要及时就诊,遵循医生的建议进行治疗。

(六)并发症护理

1.预防并发症:如出现并发症症状,如呕血、黑便等,立即就诊。

2.并发症护理:针对已发生的并发症,按照医生的指导进行护理,积极配合治疗。

五、预后

胃下垂者的生活、工作无碍。

第四节 药源性胃病

胃的生理功能主要是暂时储存食物及对食物进行初步消化,这对药物也是一样。一些患者服用某些药物后,会感到胃部不适或疼痛,还可出现反酸、食欲减退等症状,严重者还会发生呕血、黑便等。这是因为药物口服后会在胃内暂时储存,除了肠溶片外,药物还会和胃壁直接接触,而许多药物对胃黏膜有不同程度的刺激作用,故可引起上述症状,我们把此类胃病也称为药源性胃病。

能直接引起药源性胃病的药物很多,下面介绍几类典型药物。

一、非甾体类抗炎药致胃损害

我们都知道,非甾体类抗炎药(NSAID)的胃肠道反应比较大,其中对胃的损害称为 NSAID 相关性胃病。

(一)非甾体类抗炎药致胃损害的发病机制

非甾体类抗炎药致胃损害的发病机制包括局部作用和系统作用两个方面。

1.局部作用:由于大多数 NSAID 是有机酸,在胃腔内酸性环境中不能被电离而呈脂溶性。它们在胃内可迅速弥散入胃黏膜表面上皮细胞中,在此中性 pH 环境下被电离。虽然电离形式的NSAID 通过黏膜表面上皮细胞的速度低于非电离形式,但是电离形式的 NSAID 可被细胞捕获,从而干扰细胞代谢,导致细胞破裂及死亡,造成上皮细胞层完整性丧失、胃黏膜屏障破坏;电离形式的NSAID 还能分解黏液层,削弱黏液-碳酸氢盐屏障。这样就为胃酸、胃蛋白酶打开了通道。

2.系统作用:NSAID 对胃的损害除了通过局部作用外,还可通过系统作用来削弱胃黏膜屏障的防御机制。分别介绍如下:

(1)通过抑制环氧化酶的活性,减少内源性前列腺素的合成:胃黏膜中含有的前列腺素以 PGE、PGI_2、PGE_2 等为主,它们对胃黏膜的生物学作用主要有两方面,即抑制胃酸分泌和细胞保护及适应性细胞保护作用。NSAID 对内源性前列腺素合成所必需的环氧化酶有明显抑制作用,故这类药物进入人体后,会降低胃黏膜中前列腺素的含量,从而削弱前列腺素对胃黏膜的保护作用。如患者长期服用大剂量 NSAID,会持续抑制胃黏膜内的环氧化酶,使前列腺素合成不足,胃黏膜在一些损害因素的作用下可出现糜烂溃疡以及出血、穿孔等并发症。

(2)中性粒细胞的作用:一些实验结果表明,胃黏膜的微血管中白细胞黏附于血管内皮细胞,继而导致黏膜微循环障碍可能是 NSAID 损害胃黏膜的重要因素之一。因为中性粒细胞黏附分子即 CD18 可介导粒细胞黏附于血管内皮,而 NSAID 在血管内皮细胞存在下可以使中性粒细胞中的 CD18 产生增加,从而导致中性粒细胞的吸附,进而损害胃黏膜。另外,NSAID 抑制环氧化酶,使前列腺素合成途径被阻断,花生四烯酸衍变为白三烯 B4(LTB4)的量增加,而 LTB4 可激活中性粒细胞向内皮细胞的吸附。白三烯还能促进 CD18 在中性粒细胞上的表达,可使白细胞介素-1 和肿瘤坏死因子释放增多,这些因子可影响内皮细胞而增强黏附分子表达。

中性粒细胞激活后可以释放氧自由基,直接损伤血管内皮细胞,也易造成微血栓形成,降低黏膜血流灌注,从而使黏膜的防御能力下降。

(3)抗血小板聚集作用:有些 NSAID 还有抗血小板聚集作用,从而干扰血液凝固,诱发消化道出血。

(二)NSAID 相关性胃病的病理特点

口服 NSAID 后短时间内即可出现胃黏膜的损伤,这种损伤作用不仅是剂量依赖的,还受胃内 pH 及服药频率影响。NSAID 引起的胃黏膜损伤在不停药时也可自行消退。NSAID 相关性溃疡与普通消化性溃疡的区别为:从组织学上看,普通消化性溃疡一般有慢性弥漫性胃炎的背景,而没有慢性胃炎背景的胃溃疡大多与 NSAID 有关;普通消化性溃疡以十二指肠溃疡多见,而 NSAID 相关性溃疡以胃溃疡多见;普通消化性溃疡幽门螺杆菌感染阳性率高,而 NSAID 相关性溃疡幽门螺杆菌感染阳性率低,故幽门螺杆菌阴性的溃疡可能与 NSAID 的关系更为密切;普通的胃溃疡一般有低胃酸和血清胃蛋白酶原浓度低的特点,而 NSAID 相关性胃溃疡患者一般无此特点。多数人认为 NSAID 相关性溃疡范围包括:原有正常胃黏膜的人在服药后出现溃疡;原有溃疡在服药后加重。

(三)NSAID 相关性胃病的临床表现及预防和治疗

1.与 NSAID 相关性胃病有关的因素:临床上应用 NSAID 比较广泛,但并不是所有服用 NSAID 的患者都可出现 NSAID 相关性胃病。这表明 NSAID 相关性胃病的发生也有易感因素。

(1)年龄:资料表明,年龄大于 65 岁者服用 NSAID 后出现胃部不良反应的要比年龄小于 65 岁者明显增加。这是由于老年人血浆白蛋白浓度随年龄增长而降低,其肝脏对药物的转化作用下降;老年人一般存在动脉粥样硬化,胃黏膜血液供应差,对损伤因素的适应能力减退。

(2)NSAID 的种类和剂型:一般认为,肠溶型或栓剂的剂型比普通片剂对胃黏膜的毒性作用减轻,但长期应用也可导致溃疡。近年来开发的 COX2 特异抑制剂,能较特异地作用于 COX2 而保留其抗炎作用,减少 COX1 相关的胃黏膜的损害作用。

(3)幽门螺杆菌感染:资料表明,幽门螺杆菌阳性而服用 NSAID 者胃溃疡发生率增加,阴性而未服用 NSAID 者无溃疡发生。故认为 NSAID 和幽门螺杆菌感染虽然是独立的致溃疡因素,但二者有相加作用。

(4)其他因素:多种 NSAID 合用、与肾上腺皮质激素合用、与钙通道阻滞剂及其他抗血小板药联用可加重或促进 NSAID 胃部的不良反应;吸烟、饮酒也可能使 NSAID 的胃黏膜损伤作用加重;既往有消化性溃疡的患者在服用 NSAID 期间更易出现严重的不良反应;O 型血患者发生 NSAID 相关性胃病的可能性较大。

2.临床表现及预防和治疗:临床表现大致有消化不良、消化性溃疡、胃十二指肠出血和穿孔等几个方面。

每一位应用 NSAID 的患者都可能出现 NSAID 相关性胃病,NSAID 相关性胃病的临床表现与胃黏膜的损伤程度不平行,故不能根据患者的临床表现来判断胃黏膜的损害程度。更不能据此采取预防措施。正确的预防措施是:严格掌握 NSAID 的用药指征,不宜大剂量、长期应用;改变药物剂型和用法,减轻对胃黏膜的直接刺激;长期应用者,应经常检测血象、大便常规及必要的胃镜检查;活动性溃疡患者最好禁用 NSAID;对高危患者要进行预防性治疗即治疗药物与 NSAID 同服。

针对 NSAID 相关性胃病的轻重、胃镜检查结果,可采取不同的治疗措施,如 NSAID 所致的胃黏膜炎性反应,及时停用 NSAID 即可,或不停用 JSAID 而加用预防性药物如质子泵抑制剂等;NSAID 相关性溃疡和(或)出血,及时停用 NSAID,加用抗溃疡药物、止血药等治疗;并发穿孔者需要外科处理。

二、糖皮质激素致胃损害

我们知道,临床上大剂量和(或)长期应用糖皮质激素治疗肾上腺皮质功能减退症、自身免疫性疾病、过敏性疾病、血液病等时,常常会同时应用保护胃的药物,这是因为大剂量和(或)长期应用糖皮质激素会损害胃而导致胃病。

(一)糖皮质激素致胃损害的发病机制

1.激素可改变血管的反应性,使血管对儿茶酚胺的敏感性增高,从而加强小血管张力,使血管收缩,导致胃黏膜血供减少,影响胃黏膜上皮细胞的更新和修复,同时抑制黏液-碳酸氢盐的分泌,削弱胃黏膜的防御功能。

2.激素抑制前列腺素合成。前列腺素具有细胞保护作用,如被抑制而合成量减少,也可削弱胃黏膜的防御功能。

3.激素可刺激胃酸和胃蛋白酶的分泌。

4.激素可抑制蛋白质合成,使黏膜上皮细胞更新率降低,影响胃黏膜的修复过程,诱发和加剧溃疡。

(二)糖皮质激素致胃损害的病理特点

病灶多分布于胃底、胃体。胃镜下可见弥漫性分布的出血斑点多灶性糜烂、浅表溃疡和活动性渗出等。也可见原发性病变如各种类型的慢性胃炎、消化性溃疡等。病变部位病理活检,常可发现炎症细胞浸润、黏膜出血和浅表坏死及原发病变等。

(三)糖皮质激素致胃损害的临床表现

1.上消化道症状如上腹部不适、胃灼热等常被激素引起的食欲增加所掩盖。约 1/3 的患者无症状。

2.消化性溃疡及其并发症。40岁以上应用激素者多见,特别是风湿患者最多见;具有症状轻而出血率高、穿孔率高、死亡率高等特点。

(四)糖皮质激素致胃损害的预防和治疗

预防糖皮质激素致胃损害应遵循的措施有:严格掌握适应证;详细询问病史,有活动性消化性溃疡者或溃疡病史者慎用,如果必须应用,用药中严密观察,定期复查大便潜血等;因低蛋白血症患者中的血浆白蛋白与激素结合减少,从而使血中游离的有生物活性的激素增加,故此类患者应用激素时应减量应用;对高龄有溃疡病史等高危人群,可预防性应用质子泵抑制剂以及黏膜保护剂等。

激素治疗过程中如发现溃疡,应立即停药,如不能停药,应减至最小有效剂量,同时加服质子泵抑制剂或黏膜保护剂等。溃疡如并发出血,应采取禁食、监测生命体征、补充血容量、止血、补充贫血等措施。溃疡如并发穿孔,应立即手术。

三、抗肿瘤药致胃损害

(一)抗肿瘤药致胃损害的发病机制

1.抗肿瘤药干扰细胞DNA合成:通过干扰DNA合成、与细胞DNA结合阻止有丝分裂等途径影响胃黏膜上皮的重构,造成胃黏膜的损害。另外,还可影响胃黏膜上皮的修复。

2.抗肿瘤药刺激化学感受器触发区:位于延髓第四脑室底面后极区的化学感受器触发区可通过迷走神经和内脏神经的传入纤维,接受来自血液循环中抗肿瘤药的刺激,发出呕吐反应冲动,通过呕吐中枢,引发呕吐反应。另外,胃肠道黏膜的感觉神经末梢受抗肿瘤药的刺激,也可通过迷走传入神经到达呕吐中枢导致呕吐反应。如果发生长期频繁或剧烈的呕吐反应,不仅可造成水电解质代谢紊乱和营养不良,还可造成食管和胃的损害。

3.促使弥散性血管内凝血的形成:一些恶性肿瘤经抗肿瘤药治疗后可出现大量崩解并释放出组织凝血活酶等,使血液呈高凝状态或慢性DIC状态,消耗凝血因子,引起全身多部位出血,常伴有上消化道出血。

4.抗肿瘤药的骨髓抑制作用:抗肿瘤药一般都有骨髓抑制作用,从而引起免疫功能低下,还可引起血小板减少,这些都可导致消化道出血。

(二)抗肿瘤药致胃损害的病理特点

胃镜下可见胃黏膜弥漫性充血、水肿,可伴有散在浅表糜烂或溃疡、散在针尖大小出血点。严重病例发生黏膜坏死脱落。活检病理示:炎症细胞浸润、黏膜充血或出血、糜烂、坏死、溃疡等。

(三)抗肿瘤药致胃损害的临床表现

1.消化不良症状:可有上腹部不适、腹胀、缺乏食欲等。

2.恶心,呕吐:抗肿瘤药引起的呕吐可分为三种:①急性呕吐。用药当天即出现的呕吐。②延缓呕吐。用药后2~3天出现,并能持续5~7天。③期待性呕吐。患者在第一疗程中经受难受的呕吐后对下次治疗感到害怕,甚至见到医护人员就会呕吐。

3.溃疡及其并发症:大部分溃疡以上消化道出血为首发表现,极少并发穿孔。但化疗药物导致胃十二指肠黏膜糜烂等也可表现为上消化道出血。

(四)抗肿瘤药致胃损害的预防和治疗

1.患者出现消化不良症状时可分别或同时给予胃肠促动药、胃黏膜保护药以及制酸剂。

2.预防和治疗患者恶心、呕吐主要用 5-HT$_3$ 受体拮抗剂,它可通过阻断外周和中枢 5-HT$_3$ 受体而发挥止吐作用。另外,临床上还经常加用糖皮质激素、多巴胺受体拮抗剂、抗组胺药等协同止吐。

3.患者出现溃疡及其并发症时可给予抗溃疡药及相应处理。

四、抗菌药物致胃损害

(一)抗菌药物致胃损害的发病机制

抗菌药物的种类很多,对胃损害的机制也各不相同,目前认为可能有以下几个方面的作用。

1.口服的抗菌药物如喹诺酮类可直接刺激胃黏膜上皮细胞,使胃黏膜上皮细胞的完整性破坏;还有一些口服的抗菌药物如青霉素类可引起过敏性胃黏膜水肿,导致上消化道出血,常伴有腹痛和皮疹。

2.多黏菌素类抗菌药物能损害胃黏膜上皮细胞,干扰细胞膜功能,并可导致胃黏膜局部缺血,改变其通透性,促进组胺释放、增加胃酸-胃蛋白酶的分泌,引起上消化道黏膜损害。

3.四环素酯口服、注射均可刺激胃肠道,引起消化道炎症和溃疡,严重者可致消化道出血。发生率与严重程度和用药剂量成正比。

4.有些抗菌药物如甲硝唑可引起严重的恶心、呕吐,造成对上消化道黏膜的损害。有些抗菌药物如头孢哌酮舒巴坦,由于影响凝血因子的产生,可导致胃肠出血。

(二)抗菌药物致胃损害的病理特点、临床表现及防治

病理变化无特异性,胃黏膜多有充血、水肿,严重者可有溃疡、出血等。

临床表现主要有非特异性消化道症状、消化性溃疡和上消化道出血等。

防治措施包括严格掌握抗菌药物适应证,防止滥用;对能引起胃黏膜局部刺激的药物,在不影响其吸收的前提下,尽量饭后服用或同时服用胃黏膜保护剂;预防性应用制酸剂。

轻症对症处理,如给予胃黏膜保护剂、促胃动力药、制酸剂等。重者停用抗菌药物。上消化道出血治疗同前。

五、其他药物致胃损害

除上述几类药物外,还有许多药物可导致胃损害,如交感神经阻滞剂利血平等因促进胃酸分泌,导致胃部病变;口服降糖药甲苯磺丁脲等因降低血糖,兴奋迷走神经,促进胃酸分泌,可使胃溃疡加重,甚至出现出血、穿孔等胃部病变;抗凝药物如肝素等使血液凝固性下降,导致上消化道出血;铁剂、氯化钾等在胃内形成高浓度而腐蚀胃黏膜,引起溃疡、出血、穿孔。此外,大剂量烟酸、维生素 B$_6$ 可促进组胺释放;咖啡因、甲状腺素、氨茶碱、雌激素、卡托普利等均可引起胃黏膜损害,促进胃溃疡形成及发生出血的可能。

六、护理措施

(一)用药护理

1.遵循医嘱:患者在使用可能导致胃部不良反应的药物时,务必遵循医生的建议,按照规定的剂量、频率和时间服用。

2.避免空腹服用:对于易引起胃肠道反应的药物,如抗生素、非甾体抗炎药等,应尽量避免空腹服用,以降低胃肠道刺激。

3.药物间隔:同时使用多种药物时,应注意药物间的相互作用,特别是那些对胃肠道有刺激的药物,应尽量分开服用,以减少胃肠道负担。

4.监测药物不良反应:在使用可能导致药源性胃病的药物期间,要密切观察患者病情变化,一旦出现胃部不适症状,应及时就医。

(二)饮食护理

1.清淡饮食:药源性胃病患者应尽量选择清淡、易消化的食物,避免辛辣、油腻、刺激性强的食物。

2.少量多餐:尽量将每日饮食分为多次进食,每次少量,以减轻胃部负担。

3.忌烟酒:烟草和酒精均对胃黏膜有刺激作用,药源性胃病患者应戒烟限酒。

4.个性化饮食:根据患者具体情况,制订个性化的饮食计划,如贫血患者可适当增加富含铁元素的食物。

(三)心理护理

1.建立信任关系:护理人员要与患者建立良好的信任关系,关心患者的病情,鼓励患者积极面对疾病。

2.疼痛管理:针对患者胃痛症状,可采取药物、热敷、按摩等方法缓解疼痛,提高患者舒适度。

3.社交支持:鼓励患者与家人、朋友保持良好沟通,积极参与社交活动,减轻心理压力。

(四)健康教育

1.用药知识:患者要了解药物的正确使用方法,以及如何降低药物不良反应的发生。

2.自我监测:学会观察病情变化,及时发现并就医。

3.生活习惯:养成良好的作息规律,保持充足睡眠,加强锻炼,提高身体免疫力。

4.定期随访:按照医生建议,定期进行复查,以便及时发现并处理潜在问题。

七、药源性胃病的护理对策

1.预防为主:加强药物知识培训,提高护士对药源性胃病的认识,合理选用药物,遵循药物使用原则,减少不必要的药物使用。

2.病情观察:密切观察患者用药后的反应,及时发现并处理药源性胃病症状,如恶心、呕吐、腹痛等。

3.饮食护理:指导患者饮食清淡、易消化,避免辛辣、油腻等刺激性食物,保持良好的生活习惯。

4.药物治疗:根据患者病情,合理选择抗酸、胃黏膜保护剂、止吐等药物,缓解症状。

5.心理护理:药源性胃病患者常伴有焦虑、恐惧等心理问题,护士应加强与患者的沟通,给予心理支持,提高患者战胜疾病的信心。

6.健康教育:加强患者及其家属的健康教育,让他们了解药源性胃病的病因、预防措施及治疗方法,提高患者的自我管理能力。

八、药源性胃病的护理效果评价

通过对药源性胃病患者的护理,评价护理措施的有效性。有效指标包括患者药源性胃病症状缓解、药物使用安全性提高、患者满意度提高等。通过护理效果评价,不断优化护理措施,提高护理质量。

总之,药源性胃病的护理重点在于预防、及时发现和处理病情、加强饮食和心理护理、提高患者自我管理能力等方面。通过综合的护理措施,减轻患者痛苦,提高生活质量。

第五节　胃黏膜脱垂症

一、概述

胃黏膜脱垂症是指异常松弛的胃窦黏膜向前通过幽门管脱入十二指肠球部,是临床较为常见的疾病。其发生被认为与胃窦部黏膜皱襞活动度过大、胃窦蠕动活跃、胃窦黏膜下结缔组织松弛有关。本病可分为原发和继发两种,前者与高度活动的胃黏膜皱襞和先天性胃皱襞肥大有关;后者多继发于胃炎、消化性溃疡,以及心力衰竭、低蛋白血症引起的黏膜及黏膜下水肿。

本病的发生主要与胃窦部炎症有关,胃黏膜恶性细胞浸润也可发生本病。当胃窦部炎症时,黏膜下结缔组织较松,胃黏膜和黏膜下层增生,如胃窦蠕动增强,则黏膜皱襞很易被送入幽门,形成胃黏膜脱垂。一切能引起胃剧烈蠕动的因素,如精神紧张、烟酒、咖啡刺激等均为本病的诱因。本病常与胃及十二指肠炎症并存,它们之间的关系有待进一步研究。

由于绝大多数胃黏膜脱垂是可复性的,所以手术时或尸体解剖时未必能证实其存在。严重脱垂的黏膜表面充血、水肿,并可有糜烂、溃疡或息肉状增生,幽门部增厚和幽门口变宽。显微镜下可见幽门部黏膜及黏膜下层充血、水肿和腺体增生,并有不同程度的淋巴细胞、浆细胞及嗜酸性粒细胞浸润。

二、临床表现

本症多见于30~60岁男性。男女比例为(2.5~3):1,轻症患者可无症状,或仅有腹胀、嗳气等非特异性症状,常在胃镜检查或X线检查时偶然发现。部分胃黏膜脱入幽门而不能立即复位者,可有中上腹隐痛、烧灼痛甚至绞痛,并可向后背部放射,常伴恶心、呕吐。症状的出现常与患者体位有关,如右侧卧位时容易发生,左侧卧位时则较少,甚至不发生。因进食可促进胃的蠕动,有利于胃黏膜脱垂的发生,故症状常与进食有明显的关系,但缺乏明显的周期性与节律性。上腹部压痛可能是本症唯一的阳性体征。当脱垂的黏膜阻塞幽门管而发生嵌顿或绞窄时,上腹部可摸到柔软而有压痛的肿块,并出现幽门梗阻症状,伴或不伴消化道出血。

三、辅助检查

1.钡剂造影:以往胃黏膜脱垂的诊断主要依靠X线钡剂造影发现典型的征象,如幽门增宽,胃黏膜皱襞进入幽门管、十二指肠出现蕈状充盈缺损等方能确诊。然而,这些改变常不恒定或是一次性出现,有的因体位不准确或观察时间过短而致阳性率低,故有其局限性。

2.胃镜：胃镜下见幽门前区黏膜成弯曲索状或短粗槌状，经充气展开胃窦壁后仍然持续存在，向球部延伸或堵于幽门口，直至检查结束该黏膜仍未从幽门管恢复到胃窦部，即可诊断。胃镜检查还有鉴别诊断价值。

四、治疗

无明显症状者一般不需要特殊治疗。

（一）西医治疗

西医治疗包括少食多餐、戒烟酒，采取左侧卧位以及镇静、抗胆碱能药物，但效果常不显著，甚至无效，应尽量避免使用胃肠促动药，以免加重黏膜脱垂。有幽门梗阻或消化道出血者应予相应处理。

（二）外科治疗

1.外科手术治疗：合并幽门梗阻、反复大出血、怀疑癌变或内科疗法腹痛不能缓解者，可考虑外科手术治疗。可单纯将冗长的胃黏膜切除或作幽门成型术、胃部分切除术，以后者效果较好。

2.经内镜微波治疗：微波具有强大的组织凝固作用，被广泛应用于止血、息肉摘除，以及晚期恶性肿瘤的姑息等凝除治疗。因此，亦可应用于胃黏膜脱垂症的凝除治疗。微波治疗的原理有两方面：其一，探头发出的微波在探头附近微波内组织通过微波的极性运动变成热能，使局部组织凝固坏死；其二，在发出微波的同时，同轴导线的端部本身温度亦升高，最高达250℃。在探头接触的地方，组织发生凝固变性坏死，以至碳化。

3.经内镜高频电圈套法：高频电凝、电切被广泛应用于消化道息肉摘除、电凝止血、十二指肠乳头切开、消化道隆起病变的切除，甚至平坦病变的切除。因此，亦可运用高频电刀切除胃黏膜脱垂症。

五、护理

（一）病情观察

1.观察患者的症状变化，如上腹部不适、隐痛、烧灼感、嗳气等，了解病情发展趋势。

2.关注患者呕吐、黑便等上消化道出血症状，若出现严重出血症状，应立即报告医生并配合紧急处理。

3.观察患者体位与症状的关系，如右侧卧位时症状加重，左侧卧位时症状减轻等。

（二）生活护理

1.保持良好的作息规律，避免过度劳累。

2.安排患者适当休息，避免重体力劳动，以减少胃蠕动增加的各种因素。

3.指导患者进行适量的运动，如散步、太极拳等，以增强体质，促进血液循环。

4.教育患者戒烟、限酒，减少刺激性食物的摄入，如辛辣、油腻、生冷等食物。

5.建议患者采取分餐制，少食多餐，以减轻胃部负担。

（三）心理护理

1.了解患者的心理状况，给予心理支持，帮助患者树立战胜疾病的信心。

2.加强与患者的沟通，解释疾病的相关知识，减轻患者的恐惧和焦虑。

3.鼓励患者参与社交活动,提高生活质量,缓解心理压力。

(四)药物护理

1.遵医嘱给予药物治疗,观察药物疗效及不良反应。
2.指导患者正确服用药物,如空腹、饭后等适当时间服用。
3.告知患者药物治疗的重要性,确保患者按时、按量服药。

(五)并发症护理

1.密切观察并发症的症状,如幽门梗阻、上消化道出血等,及时报告医生并配合处理。
2.针对并发症制订相应的护理计划,加强病情观察,确保患者安全。
3.介绍患者预防并发症的方法,提高患者自我管理能力。

第六节 胃癌

胃癌是指发生在胃上皮组织的恶性肿瘤,是消化道恶性肿瘤中最多见的癌肿。胃癌的发病率在不同国家、不同地区差异很大。日本、智利、芬兰等为高发国家,而美国、新西兰、澳大利亚等国家则发病较低,两者发病率可相差10倍以上。我国也属胃癌高发区,其中以西北地区最高,东北及内蒙古次之,华北华东又次之,中南及西南最低。胃癌是我国常见的恶性肿瘤之一,在我国其发病率居各类肿瘤的首位。胃癌的发生部位一般以胃窦部最多见,约占半数,其次为贲门区,胃体较少,广泛分布者更少。

临床早期70%以上毫无症状,中晚期出现上腹部疼痛、消化道出血、穿孔、幽门梗阻、消瘦、乏力、代谢障碍以及癌肿扩散转移而引起的相应症状。胃癌可发生于任何年龄,但以40~60岁居多,男女发病率之比为(3.2~3.6):1。其发病原因不明,可能与多种因素,如生活习惯、饮食种类、环境因素、遗传素质、精神因素等有关,也与慢性胃炎、胃息肉、胃黏膜异形增生和肠上皮化生、手术后残胃,以及长期幽门螺杆菌(HP)感染等有一定的关系。由于胃癌在我国极为常见,危害性大,所以了解有关胃癌的基本知识对胃癌防治具有十分重要的意义。

胃癌是一种严重威胁人民生命健康的疾病,据统计每年约有17万人死于胃癌,几乎接近全部恶性肿瘤死亡人数的1/4,且每年还有2万以上新的胃癌患者产生,死亡率居恶性肿瘤之首位。胃癌具有起病隐匿的特点,早期多无症状或仅有轻微症状而漏诊。有些患者服用止痛药、抗溃疡药或饮食调节后疼痛减轻或缓解,因而往往被忽视而未做进一步检查。随着病情的进展,胃部症状渐转明显出现上腹部疼痛、食欲缺乏、消瘦、体重减轻和贫血等。后期常有癌肿转移、出现腹部肿块、左锁骨上淋巴结肿大、黑便、腹水及严重营养不良等。早期胃癌诊治的5年、10年生存率分别可达到95%和90%。因此,要十分警惕胃癌的早期症状,正确选择合理的检查方法,以提高早期胃癌检出率,避免延误诊治。

一、病因

随着多年来临床研究的进展,可以认为,胃癌的发生可能是环境中某些致癌因素和抑癌因素的复杂作用,以及它们在胃黏膜组织损伤和修复的病理变化过程中相互作用,使细胞受到致癌物的攻击,并受到人体营养状况、免疫状态及精神因素等作用的影响,经过较长时间的发展过程而逐渐发展成癌。从有关研究胃癌的发病因素来看,胃癌的发病因素是复杂的,难以用单一的或简单的因素来解释,很可能是多种因素综合作用的结果。至今,胃癌的病因仍处于探索阶段,许多问题尚待进一步研究探讨。但通过大量的流行病学调查和实验研究,已积累了大量资料。根据这些资料证实,胃癌可能与多种因素如生活习惯、饮食种类、环境因素、遗传因素、精神因素等有关,也与慢性胃炎、胃息肉、胃黏膜异形增生和肠上皮化生、手术后残胃,以及长期幽门螺杆菌(HP)感染等有一定的关系,是以下因素相互作用的结果。

(一)饮食因素

胃是重要的消化器官,又是首先与食物长期接触的脏器。因此,在研究胃癌发病因素时首先注意到饮食因素。近30年来,发达国家中的胃癌发病率呈明显下降趋势,多数国家死亡率下降达40%以上。分析这些国家发病率下降主要原因与饮食因素有关。其共同的特点是食物的储藏、保存方法有明显的变化,减少了以往的烟熏等食物储存,改变为冷冻保鲜储存方法,食物的保鲜度有很大提高;盐的摄入量稳定而持久下降,以及牛奶、奶制品、新鲜蔬菜、水果、肉类及鱼类的进食量有较显著的增加。减少了致癌性的多环烃类化合物的摄入。高浓度盐饮食能破坏胃黏膜保护层,有利于致癌物与胃黏膜直接接触。而牛奶及乳制品对胃黏膜有保护作用,水果、新鲜蔬菜中的大量维生素C又能阻断胃内致癌亚硝胺的合成,由于饮食组成中减少了引起胃癌的危险因素,增加了保护因素,从而导致胃癌发病率的下降。葱、蒜等含藻类的食物对胃有保护作用,食大蒜后可使胃的泌酸功能增加,胃内亚硝酸盐的含量及真菌或细菌的检出率均有明显下降。

(二)地理环境因素

世界各国对胃癌流行病学方面的调查表明,不同地区和种族的胃癌发病率存在明显差异。这些差异可能与遗传和环境因素有关。有些资料说明胃癌多发于高纬度地区,距离赤道越远的国家,胃癌的发病率越高。也有资料认为其发病与沿海因素有关。这里有不同饮食习惯的因素,也应考虑地球化学因素以及环境中存在致癌物质的可能。

全国胃癌综合考察流行病学组曾调查国内胃癌高发地区,如祁连山内流河系的河西走廊、黄河上游、长江下游、闽江口、木兰溪下游及太行山南段等地,发现除太行山南段为变质岩外,其余为火山岩、高泥炭,局部或其一侧有深大断层,水中 Ca^{2+}/SO_4 比值小,而镍、硒和钴含量高。考察组还调查胃癌低发地区,如长江上游和珠江水系等地,发现该区为石灰岩地带,无深大断层,水中 Ca^{2+}/SO_4 比值大,镍、硒和钴含量低。已知火山岩中含有3,4苯并芘,有的竟高达 $5.4\sim6.1\mu g/kg$,泥炭中有机氮等亚硝胺前体含量较高,使胃黏膜易发生损伤。此外,硒和钴可引起胃损害,镍可促进3,4苯并芘的致癌作用。以上地理环境因素是否为形成国内这些胃癌高发地区的原因,值得进一步探索。

(三)社会经济因素

根据调查研究,发现胃癌的发生与社会经济状况有关,经济收入低的阶层死亡率高。我国胃癌综合考察结果表明,与进食真菌量呈正相关。

(四)胃部疾病因素

胃部疾患及全身健康状况大量调查表明,胃癌的发生与慢性萎缩性胃炎,尤其是伴有胃黏膜异型增生以及肠上皮化生者密切相关。且与胃溃疡/特别是经久不愈的溃疡有关。另外与胃息肉、胃部手术后、胃部细菌感染等有关。据报道,萎缩性胃炎的癌变率为6%~10%,胃溃疡的癌变率为

1.96%,胃息肉的癌变率约为5%。还有报道称,恶性贫血的患者比一般人患胃癌的机会要高5倍。

根据纤维胃镜检查所见的黏膜形态,慢性胃炎可以分为浅表性、萎缩性和肥厚性3种。现已公认萎缩性胃炎是胃癌的一种前期病变,尤与胃息肉或肠腺化生同时存在时可能性更大。浅表性胃炎可以治愈,但也有可能逐渐转变为萎缩性胃炎。肥厚性胃炎与胃癌发病的关系不大。萎缩性胃炎颇难治愈,其组织有再生趋向,有时形成息肉,有时发生癌变。长期随访追踪可发现萎缩性胃炎发生癌变者达10%左右。

关于胃溃疡能否癌变的问题,一直存在着不同意见的争论。不少人认为多数癌的发生与溃疡无关。但从临床或病理学的研究中可以看到,胃溃疡与胃癌的发生存有一定关系。国内报道胃溃疡的癌变率为5%～10%,尤其是胃溃疡病史较长和中年以上的患者并发癌变的机会较大,溃疡边缘部的黏膜上皮或腺体受胃液侵蚀而发生糜烂,在反复破坏和再生的慢性刺激下转化成癌。胃大部切除术后残胃癌的发病率远较一般人群中为高,已受到临床工作者的重视。

任何胃良性肿瘤都有恶变可能。而上皮性的腺瘤或息肉的恶变机会更多。在直径>2cm的息肉中,癌的发生率增高。有材料报道经X线诊断为胃息肉的患者中,20%伴有某种恶性变;在胃息肉切除标本中,见14%的多发性息肉有恶变,9%的单发息肉有恶变,这说明一切经X线诊断为胃息肉的病例均不要轻易放过。

胃黏膜的肠上皮化生系指胃的固有黏膜上皮转变为小肠上皮细胞的现象,轻的仅在幽门部有少数肠上皮细胞,重的受侵范围广泛,黏膜全层变厚,甚至胃体部也有肠假绒毛形成。肠腺化生的病变可能代表有害物质刺激胃黏膜后所引起的不典型增生(又称间变)。如刺激持续存在,则化生状态也可继续存在;若能经过适当治疗,化生状态可以恢复正常或完全消失,因此,轻度的胃黏膜肠腺化生不能视为一种癌前期病变。有时化生的肠腺上皮超过正常限度的增生变化,这种异形上皮的不典型增生发展严重时,如Ⅲ级间变,可以视为癌前期病变。

(五)精神神经因素

大量研究证明,受过重大创伤和生闷气者胃癌的发病率相对较高,迟缓、呆板、淡漠或急躁不安者危险性相对略低,而开朗、乐观、活泼者危险性最低。

(六)遗传因素

胃癌的发生与遗传有关,有着明显的家庭聚集现象。临床工作者都曾遇到一个家族中两个以上的成员患有胃癌的情况,这种好发胃癌的倾向虽然非常少见,但至少提示了有遗传因素的可能性。有资料报道胃癌患者的亲属中胃癌的发病率要比对照组高4倍。在遗传因素中,不少学者注意到血型的关系。有人统计,A型者的胃癌发病率要比其他血型的人高20%。但也有一些报告认为不同血型者的胃癌发生率并无差异。近年来,有人研究胃癌的发病与组织相容性抗原(HLA)的关系,尚待进一步做出结论。

(七)化学因素

与胃癌病因有关的因素中,化学因素占有重要地位,可能的化学致癌物主要是N-亚硝基化合物,其他还有多环芳香烃类化合物等。某些微量元素可影响机体某些代谢环节、影响机体生理功能,而对肿瘤起着促进或抑制作用。真菌与真菌毒素的致癌作用以及与人体肿瘤病因关系,近年来也有很多研究报道,对胃癌病因来说,既有黄曲霉毒素等真菌毒素的致癌作用,又有染色曲霉等真菌在形成致癌物前体以及在N-亚硝基化合物合成中所起的促进作用。

二、临床表现

(一)症状

1.早期胃癌

70%以上无明显症状,随着病情的发展,可逐渐出现非特异性的、类同于胃炎或胃溃疡的症状,包括上腹部饱胀不适或隐痛、反酸、嗳气、恶心、偶有呕吐、食欲缺乏、消化不良、黑便等。日本有一组检出的早期胃癌,60%左右的病例并无任何主诉。国内93例早期胃癌分析中85%的患者有一种或一种以上的主诉,如胃病史、上腹痛、反酸、嗳气、黑便。

2.进展期胃癌也称中晚期胃癌

症状见胃区疼痛,常为咬啮性,与进食无明显关系,也有类似消化性溃疡疼痛,进食后可以缓解。上腹部饱胀感、沉重感、食欲缺乏、腹痛、恶心、呕吐、腹泻、消瘦、贫血、水肿、发热等。贲门癌主要表现为剑突下不适,疼痛或胸骨后疼痛,伴进食梗阻感或吞咽困难;胃底及贲门下区癌常无明显症状,直至肿瘤巨大而发生坏死溃破引起上消化道出血时才引起注意,或因肿瘤浸润延伸到贲门口引起吞咽困难后予重视;胃体部癌以膨胀型较多见,疼痛不适出现较晚;胃窦小弯侧以溃疡型癌最多见,故上腹部疼痛的症状出现较早,当肿瘤延及幽门口时,则可引起恶心、呕吐等幽门梗阻症状。癌肿扩散转移可引起腹水、肝大、黄疸及肺、脑、心、前列腺、卵巢、骨髓等的转移而出现相应症状。

(二)体征

绝大多数胃癌患者无明显体征,部分患者有上腹部轻度压痛。位于幽门窦或胃体的进展期胃癌有时可扪及肿块,肿块常呈结节状,质硬。当肿瘤向邻近脏器或组织浸润时,肿块常固定而不能推动,提示手术切除之可能性较小。在女性患者中,于中下腹扪及可推动的肿块时,常提示为Krukenberg瘤可能。当胃癌发生肝转移时,有时能在肿大的肝脏中触及结节块状物。当肝十二指肠韧带、胰十二指肠后淋巴结转移或原发灶直接浸润压迫胆总管时,可以发生梗阻性黄疸。有幽门梗阻者上腹部可见扩张之胃型,并可闻及震水声。胃癌通过圆韧带转移至脐部时在脐孔处可扪及质硬之结节;通过胸导管转移可出现左锁骨上淋巴结肿大。晚期胃癌有盆腔种植时,直肠指检于膀胱(子宫)直肠窝内可扪及结节。有腹膜转移时可出现腹水。小肠或系膜转移使肠腔缩窄可导致部分或完全性肠梗阻。癌肿穿孔导致弥漫性腹膜炎时出现腹壁板样僵硬、腹部压痛等腹膜刺激症状,亦可浸润邻近腔道脏器而形成内瘘。如胃结肠瘘者食后即排出不消化食物。凡此种种症状和体征,大多提示肿瘤已届晚期,往往已丧失了治愈机会。

(三)常见并发症临床表现

并发消化道出血,可出现头晕、心悸、柏油样大便、呕吐咖啡色物;胃癌腹腔转移使胆总管受压,可出现黄疸,大便陶土色;合并幽门梗阻,可出现呕吐,上腹部见扩张的胃型、闻及震水声;癌肿穿孔致弥漫性腹膜炎,可出现腹肌板样僵硬、腹部压痛等腹膜刺激征;形成胃肠瘘管,见排出不消化食物。

三、辅助检查

(一)化验检查

1.粪便潜血试验

粪便潜血试验是指在消化道出血量很少时,肉眼不能见到粪便中带血,而通过实验室方法能检测出粪便中是否有血的一种化验。正常参考值为阴性。粪便潜血试验对消化道出血的诊断有重要价值,现常作为消化道恶性肿瘤早期诊断的一个筛选指标。在患胃癌时,往往粪便潜血试验持续呈阳性,而消化道溃疡性出血时,间断呈阳性。因此,此试验可作为良、恶性疾病的一种鉴别诊断方法。但值得注意的是,潜血阳性还见于钩虫病、肠结核、溃疡性结肠炎、结肠息肉等疾病。另外,摄入大量维生素C及可引起胃肠出血的药物,如阿司匹林、皮质类固醇、非类固醇消炎药,也可造成化学法潜血试验假阳性。

2.血清肿瘤标志物的检查

(1)癌胚抗原:CEA最初发现于结肠癌及正常胎儿消化道内皮细胞中。血清CEA升高,常见于消化道癌症,也可见于其他系统疾患。此外,吸烟对血清中CEA的水平也有影响。因此,其单独应用于诊断的特异性和准确性不高,常与其他肿瘤标志物的检测联合应用。正常参考值血清CEA低于5 ng/mL。血清CEA升高可见于胃癌患者中,阳性率约为35%。因其特异性不高,常与癌抗原CA19-9一起联检,用于鉴别胃的良、恶性肿瘤。可用于对病情的监测。一般情况下,病情好转时血清CEA浓度下降,病情恶化时升高。术前测定血中CEA水平,可帮助判断胃癌患者的预后。胃癌患者术前血清CEA浓度高于5 ng/mL,与低于5 ng/mL患者相比,其术后生存率要差。对于术前CEA浓度高的患者,术后CEA水平监测还可作为早期预测肿瘤复发和化疗反应的指标。

(2)癌抗原:CA19-9是一种与胰腺癌、胆囊癌、结肠癌和胃癌等相关的肿瘤标志物,又称胃肠道相关癌抗原。正常参考值血清CA19-9低于37 U/mL(单位/毫升)。CA19-9常与CEA一起用于鉴别胃的良、恶性肿瘤。部分胃癌患者血清CA19-9会升高,其阳性率约为55%。可用于判断疗效。术后血清CA19-9降至正常范围者,说明手术疗效好;姑息手术者及有癌组织残留者术后测定值亦下降,但未达正常。术后复发者血清CA19-9的值一般会再次升高。因此,测定血清CA19-9对胃癌病情监测有积极意义,可作为判断胃癌疗效和复发的参考指标。

3.血沉

血沉的全称为"红细胞沉降率",是指红细胞在一定条件下的沉降速度,它可帮助判断某些疾病的发展和预后。一般来说,凡体内有感染或组织坏死,抑或疾病向不良性进展,血沉会加快。所以,血沉快并不特指某个疾病。正常参考值(魏氏法)为:男0~15 mm/h;女0~20 mm/h。约有2/3的胃癌患者血沉会加快。因此,血沉可作为胃癌诊断中的辅助指标。

(二)内镜检查

纤维胃镜和电子胃镜的发明和应用,是胃部疾病诊断方法的一个划时代的进步,与X线检查共同成为胃癌早期诊断的最有效方法,胃镜除了能明确诊断疾病外,还可为某些病症提供良好的治疗方法。内镜检查是利用光纤的特性,光线可在光纤内前进而不会流失,且光纤可随意弯曲,将光线送到消化道内,再将反射出的影像送出,供医生诊断。胃癌依其侵犯范围与程度在内视镜上有许多不同的变化,有经验的医生根据病灶的外观形状变化做出诊断,区别良、恶性的病灶,必要时可立即采用活检工具直接取得,做病理化验。

(三)X线钡餐检查

X线钡餐检查是诊断胃癌的主要方法,阳性率可达90%以上,可以观察胃的形态和黏膜的变化、蠕动障碍、排空时间等。肿块型癌主要表现为突向胃腔的不规则充盈缺损。溃疡型胃癌主要表现为位于胃轮廓内的暗影,溃疡直径通常>2.5 cm,外围并见新月形暗影,边缘不齐,附近黏膜皱襞粗乱、中断或消失。浸润型癌主要表现为胃壁僵硬、黏膜皱襞蠕动消失,胃腔缩窄而不光滑,钡剂排出快。如整个胃受累则呈"革袋状胃"。近年来由于X线检查方法改进,使用双重摄影法等,可以观察到黏膜皱襞间隙所存在的微细病变,因而能够发现多数的早期胃癌。

(四)CT检查

由于早期胃癌局限于胃黏膜层和黏膜下层,通常较小,而且与胃壁密度差别不大,所以,CT对早期胃癌的诊断受到一定的限制,故不作为胃癌诊断的首选方法。CT对中晚期胃癌的肿块常能发现,并能确定浸润范围,弥补了胃镜和钡餐检查的不足。其特点是:对胃癌的浸润深度和范围能明确了解;确定是否侵及邻近器官和有无附近大的淋巴结转移;确定有无肝、肺、脑等处转移;显示胃外肿物压迫胃的情况;CT检查结果可为临床分期提供依据,结合胃镜或钡餐检查对确定手术方案有参考价值。

四、治疗

(一)治疗原则

(1)无远处转移的患者,临床评估为可手术切除的,首选手术治疗。

(2)无远处转移的患者,临床评估为不可手术切除的,可行放疗的同时进行氟尿嘧啶增敏,治疗结束后进行疗效评价,如肿瘤完全或大部分缓解,可观察,或合适的患者行手术切除。如肿瘤残存或出现远处转移,考虑全身化疗。

(3)有远处转移的患者,以全身化疗为主。不能耐受化疗的给予最佳支持治疗。

(4)中、晚期患者可辅以中药、免疫治疗。

(二)化疗

1.术后化疗

胃癌根治术后患者的5年生存率不高,为提高生存率,理论上术后应对患者进行辅助治疗。但长期以来,临床研究并未证实辅助治疗能够延长胃癌患者的生存期(OS)。针对2016年以前公布的辅助化疗随机临床研究进行的荟萃分析也显示,辅助化疗并不能延长患者的生存期。综观以往试验,由于入组的患者数相对较少、使用的化疗方案不强、试验组和对照组患者的选择有偏倚等因素,可能影响了研究的准确性。而西方国家最近完成的研究中,除少数认为术后辅助化疗比单纯手术有临近统计学意义的延长患者的生存期外,绝大多数研究的结论仍然是辅助化疗不能显著延长患者的生存期。目前,无论是东方还是西方国家的学者均普遍认同单纯手术并非可切除胃癌的标准治疗,但术后是否行辅助治疗,仍建议按照美国国家癌症综合网(NCCN)的指导原则,依据患者的一般状况、术前和术后分期以及手术的方式来做决定。

2.术前化疗

在消化道肿瘤中,局部晚期胃癌的术前新辅助化疗较早引起人们的关注。从理论上说,术前化疗能降低腹膜转移的风险,降低分期,增加R0切除率。一些Ⅱ期临床试验表明,术前化疗的有效率为31%~70%,化疗后的R0切除率为40%~100%,从而延长了患者的生存期。但是,以上结论还有待于Ⅲ期临床研究的证实。

对于手术不能切除的局部晚期胃癌,如果患者年轻,一般状况较好,建议应选择较为强烈的化疗方案。一旦治疗有效,肿瘤就变成可手术切除。为了创造这种可切除的机会,选择强烈化疗,承担一定的化疗毒性风险是值得的。由于胃癌根治术后上消化道生理功能的改变,使患者在很长一段时间内体质难以恢复,辅助化疗不能如期实施。因此,应把握好术前化疗的机会,严密监控化疗的过程和效果,一旦有效,应适当增加化疗的周期数,以尽量杀灭全身微小病灶,以期延长术后的DFS甚至生存期。当然,术前化疗有效后,也不能因过分追求最佳的化疗疗效,过度化疗,延误最佳的手术时机。掌控新辅助化疗的周期数要因人而异,因疗效而异,虽然尚无循证医学的证据,但一般不要超过4个周期,而对于认为能达到切除者,术前化疗更应适可而止。

3.晚期胃癌的解救治疗

对于不能手术的晚期胃癌,应以全身化疗为主。与最佳支持治疗比较,化疗能够提高部分患者的生活质量,延长生存期,但效果仍然有限。胃癌治疗可选择的化疗药物有5-FU、阿霉素(ADM)、表柔比星(EPI)、顺铂(PDD)、依托泊苷(VP-16)、丝裂霉素(MMC)等,但单药应用的有效率不高。联合方案中FAMTX(5-FU+ADM+MTX)、ELF(VP-16+5-FU+LV)、CF(PDD+5-FU)和ECF(EPI+PDD+5-FU)是以往治疗晚期胃癌常用的方案,但并不是公认的标准方案。ECF方案的有效率较高,中位肿瘤进展时间(TTP)和OS较长,与FAMTX方案比较,其毒性较小,因此,欧洲学者常将ECF方案作为晚期胃癌治疗的参考方案。临床上常用的CF方案的有效率也在40%左右,中位生存期达8~10个月。

五、护理

1.护理评估

(1)病因:患者有无家族史、免疫功能低下及不良饮食习惯,有无癌前病变,如慢性萎缩性胃炎、恶性贫血、胃息肉、残胃、胃溃疡、巨大胃黏膜皱襞症及异形增生与间变、肠化生。

(2)临床表现:有无上腹部不适如饱胀、烧灼感、嗳气,疼痛的强度、部位、性质、加重或减轻的因素,有无食欲减退、恶心、呕吐、消瘦、咯血、黑便。

(3)查体:贫血貌、体重减轻、上腹部压痛、腹部肿块、恶病质、黄疸、腹水、左锁骨上淋巴结肿大。

(4)有无并发症:出血、穿孔、贲门或幽门梗阻、胃肠瘘管、胃周围粘连及脓肿形成。

(5)其他:评估各辅助检查结果。

2.护理要点及措施

(1)出血的护理

①预防出血的发生:给予高热量易消化饮食,避免过冷、过热、粗糙坚硬、辛辣食物及刺激性饮料,如浓茶、咖啡等。

②及时发现出血征象:如黑便、咯血等,监测生命体征、尿量、血红蛋白、血细胞比容等指标。

③若患者出现出血症状:安慰患者保持镇静,及时清理床旁血迹,倾倒呕吐物或排泄物,避免不良刺激,消除紧张情绪。

④出血量大时,暂时禁食、水。观察咯血、黑便的性质、颜色、量、次数及出血时间。监测血压、脉搏、呼吸、尿量、血红蛋白值等指标。迅速建立2条以上静脉通路,遵医嘱测定血型、交叉配血,输液、输血,以补充血容量,给予抑酸药和止血药,如奥美拉唑(洛赛克)、巴曲酶(立止血)等。观察有无休克指征,给予抗休克、保暖等措施。必要时给予硬化治疗或介入栓塞止血治疗。

(2)营养失调护理:由肿瘤慢性消耗、食欲缺乏、食欲减退,化疗所致恶心、呕吐引起。主要表现为消瘦、体重进行性下降,皮肤弹性差、黏膜干燥。

护理措施:

①给予高蛋白质、高糖类、富含维生素及易消化的饮食。

②提供清洁、安静的就餐环境,增加食物的色、香、味,增进食欲。

③让患者了解充足的营养对疾病的治疗和机体康复的重要作用,鼓励患者进食。

④对进食困难者,给予少食多餐或采用鼻饲,给予胃肠内营养;必要时静脉补充营养,如人血白蛋白、脂肪乳剂等。准确记录出入量,保持出入量平衡。

⑤监测体重、尿量、血清蛋白及血红蛋白水平及皮肤、黏膜温度、湿度及弹性的变化。

(3)疼痛护理:主要由肿瘤浸润性或膨胀性生长、慢性消耗等引起。表现为开始仅有上腹部饱胀不适,进食后加重,继之有隐痛不适,偶呈节律性溃疡样胃痛,最后疼痛持续而不能缓解。肿瘤穿透入胰腺可出现剧烈而持续性上腹放射性疼痛。

护理措施:①提供安静的休养环境,给予舒适体位,保证患者得到充足休息。②评估疼痛的强度。③观察患者疼痛部位、性质、持续时间及伴随症状。④分散患者的注意力,如听音乐、看书报等。⑤对急性、剧烈疼痛,在未明确病因前慎用镇痛药物,以免穿孔或出血等急腹症时延误病情观察及治疗。⑥对慢性痛遵循三阶梯止痛原则遵医嘱给予镇痛治疗。⑦观察镇痛药物的疗效及不良反应,针对不良反应给予对症处理。

(4)活动无耐力的护理:由疲乏、营养失调、疼痛等引起。主要表现有眩晕、眼花、四肢无力,活动后感气促、呼吸困难、胸闷、胸痛、出汗多等。活动量减少,活动持续时间缩短。日常生活自理能力下降,表现为下床活动、如厕等行动困难。

护理措施:①嘱患者减少活动,卧床休息,尤其是在下床活动前或进食前以保存体力。②根据患者需要,把常用的日常用品置于患者容易取放的位置。③在患者如厕或外出检查时有人陪同,并协助其生活护理。④根据病情与患者共同制订适宜的活动计划,以患者的耐受性为标准,逐渐增加活动量。⑤教会患者对活动反应的自我监测,观察生命体征的变化,如有无头晕、眼花、疲乏、晕厥等,有无气促、呼吸困难、胸闷、胸痛、出汗等。⑥活动量以患者在交替进行活动和休息时不感到疲倦,甚至感到精神较好为佳。避免摔伤等不安全因素。

(5)心理护理:由疾病晚期、预感绝望引起。主要表现:沉默寡言,拒绝进食,伤心哭泣,有自杀念头,拒绝与人交谈和交往,不能配合治疗和护理。

护理措施:

①给予耐心、细致的护理,关心、体贴患者,取得患者的信赖。

②经常与患者交谈,提供安全、舒适和独立的环境,让患者充分表达悲哀情绪。

③在患者悲哀时,应表示理解,维护并尊重患者的尊严。

④以临床上一些成功的病例,鼓励患者重新鼓起生活的勇气,能够配合治疗与护理。

⑤鼓励患者或其家属参与治疗和护理计划的决策制订过程。寻求合适的支持系统。

⑥鼓励家属成员间进行交流、沟通,陪伴患者,提供必要的家庭与心理支持。

⑦与其工作单位合作,提供社会支持。

⑧鼓励与其他患者进行交流,使其获得更多的支持。

⑨做好安全防护及预见性护理,警惕意外事件发生。

⑩评价效果,必要时请心理科干预或药物治疗。

3.健康教育

(1)告知患者如何预防胃癌的相关知识,保持心情舒畅,避免精神刺激,进行适量运动与体育锻炼,增强体质。鼓励患者树立战胜疾病的信心。

(2)督促患者积极治疗与胃癌发病有关的疾病,尤其是对高危人群需定期随访。

(3)向患者宣教良好的生活方式,正确的饮食方法,如术后1个月内应少食多餐,必要时补充一些必需的营养素(如铁、维生素 B_{12} 等),之后视身体恢复情况逐渐过渡到正常饮食。指导患者合理饮食,少吃腌、熏食品,防止高盐饮食,戒烟酒,多食含维生素C的新鲜蔬菜、瓜果,多吃肉类、乳品。食物加工得当,储存适宜,注意卫生,不食霉变食物,避免刺激性食物,防止暴饮暴食。

(4)嘱患者出院后1个月内注意休息,2个月后参加轻微劳动,3个月后可根据自己的恢复情况从事力所能及的工作。

(5)说明复查时间,如有不适及时就诊。

第七节　溃疡性结肠炎

一、病因病理

溃疡性结肠炎是一种局限于结肠黏膜及黏膜下层的炎症过程。病变多位于乙状结肠和直肠,也可延伸到降结肠,甚至整个结肠。炎症常累及黏膜上皮细胞包括隐窝细胞。急性期和早期浸润的炎细胞主要是中性和酸性白细胞,慢性期和极期,则浆细胞、淋巴细胞充斥于黏膜固有层。炎细胞侵入形成隐窝脓肿,许多细小脓肿融合、扩大,就形成溃疡。这些溃疡可沿延结肠纵轴发展,逐渐融合成大片溃疡。由于病变很少深达肌层,所以合并结肠穿孔、瘘管形成或结肠周围脓肿者少见。少数重型或暴发型患者病变侵及肌层并伴发血管炎和肠壁神经丛损害,使肠壁变薄、肠腔扩张、肠运动失调而形成中毒性巨结肠。炎症反复发作可使大量新生肉芽组织增生,形成炎性息肉;也可使肌层挛缩、变厚,造成结肠变形、缩短、结肠袋消失及肠腔狭窄,少数病例可有结肠癌变。

二、临床表现

溃疡性结肠炎的好发年龄为20~40岁,临床症状差异很大,轻者仅有少量出血,重者可有显著的全身和消化道症状,甚至危及生命。常见症状有腹痛、腹泻、便血等,严重病例可有发热及体重减轻。出血原因可以是溃疡、增生和血管充血所致的炎症以及黏膜假息肉。腹泻多继发于黏膜损害,常伴有水、电解质吸收障碍、血清蛋白渗出。直肠炎时可使直肠的激惹性增加。腹痛常为腹泻的先兆。偶可有肠外表现,甚至掩盖了肠道本身的症状。约10%患者可有坏疽性脓皮病、结节性红斑、虹膜炎、口腔阿弗他性溃疡和多关节炎。

三、辅助检查

(一)实验室检查

IBD患者并无特异性检查的异常。贫血较常见,且为失血量的一种反映,但慢性患者的贫血可由慢性疾病所致。急性期、活动期或重症病例可有白细胞增多。和低钾血症、低蛋白血症一样,血沉亦为疾病严重程度的一种反映。首发病例须做寄生虫学检查及粪便培养,以排除特殊原因所致的腹泻;如阿米巴病、志贺氏菌痢疾和螺旋菌感染。

(二)内窥镜检查

溃疡性结肠炎直肠-乙状结肠镜检查适用于病变局限在直肠与乙状结肠下段者,病变向上扩展时做纤维结肠镜检查有重要价值,可确定病变范围。镜检可见黏膜弥漫性充血、水肿,正常所见的黏膜下树枝状血管变得模糊不清或消失,黏膜表面呈颗粒状,脆性增加,轻触易出血。常有糜烂或浅小溃疡,附着黏液或脓性分泌物;重型患者溃疡较大,呈多发性散在分布,可大片融合,边缘不规则。后期可见炎性息肉,黏膜较苍白,有萎缩斑片,肠壁僵直而缺乏膨胀性。亦可见癌瘤。

(三)X 线检查

溃疡性结肠炎应用气钡双重对比灌肠检查,有利于观察黏膜形态。本病急性期因黏膜水肿而皱襞粗大紊乱;有溃疡及分泌物覆盖时,肠壁边缘可呈毛刺状或锯齿状。后期纤维组织增生,结肠袋形消失、肠壁变硬、肠管缩短、肠腔变窄,可呈铅管状。有炎性息肉时,可见圆形或卵圆形充盈缺损。重型或暴发型患者一般不宜做钡灌肠检查,以免加重病情或诱发中毒性巨结肠。钡餐检查有利于了解整个胃肠道的情况,特别是小肠有无受累。

四、溃疡性结肠炎的内科治疗原则

UC 的内科治疗目标是终止急性发作、预防复发和纠正营养及水电失衡。在着手治疗前必须考虑四种因素。

(一)病变的部位

排除偶然,UC 只累及结肠。在结肠范围内,病变可累及局部或全部结肠(全结肠炎)。病变的范围与预后相关,并是决定疗效的一个重要因素。

(二)疾病的活动性

急、慢性 UC 有着不同的临床表现,其治疗效果也各有不同。治疗方案也必须与病情严重程度相适应。

(三)病程的长短

病程长短也是影响疗效的一项重要因素。

(四)全身状况

患者一般状况较差时,其疗效亦稍逊。某些病例常有心理因素存在,可能成为疾病慢性化的因素之一。

此外,在制订治疗方案时还有一些其他因素应当考虑,如起病年龄超过 50 岁时,多呈轻型并可伴发其他系统的疾病。患者既往发作的严重性也与患者可能出现的治疗反应有关。

如果已经确诊,医生须进一步确定治疗目标及与之相关的生命质量。由于存在着少数患者不能彻底治愈的可能性,医生与患者还应就"治疗失败"问题达成共识。不切实际的奢望可构成制约疗效的重要因素,并可损害医患之间的友善关系,妨碍治疗计划的实施。

五、护理问题

1.腹泻:与炎症导致肠黏膜对水钠吸收障碍以及结肠运动功能失常有关。
2.疼痛:腹痛与肠道炎症、溃疡有关。
3.营养失调:低于机体需要量与长期腹泻及吸收障碍有关。

六、护理措施

(一)腹泻的护理

1.病情观察:观察患者腹泻的次数、性质,腹泻伴随症状,如发热、腹痛等,监测粪便检查结果。

2.用药护理:注意药物的疗效及不良反应,如应用 SASP 时,患者可出现恶心、呕吐、皮疹、粒细胞减少及再生障碍性贫血等。应嘱患者餐后服药,服药期间定期复查血象;应用糖皮质激素者,要注意激素不良反应,不可随意停药,防止反跳现象;应用硫唑嘌呤或巯嘌呤时患者可出现骨髓抑制的表现,应注意监测白细胞计数。

3.保留灌肠的护理:指导患者灌肠前排空大、小便。协助患者取左侧卧位,抬高臀部 10~15 cm,延长药液在肠道内保留时间。温度在 39~41 ℃为宜,避免刺激肠道,溶液量不要超过 200 mL,缓慢注入,尽量保留 2~4 h。

4.活动与休息:全身症状明显的患者应卧床休息,注意腹部保暖。可用热水袋热敷腹部,以减弱肠道运动,减少排便次数,并有利于腹痛等症状的减轻。

5.肛周皮肤护理:排便后应用温水清洗肛周,保持清洁干燥,涂无菌凡士林或抗生素软膏以保护肛周皮肤。

(二)疼痛的护理

1.病情监测:严密观察腹痛的性质、部位以及生命体征的变化,以了解病情的进展情况。如腹痛性质突然改变,应注意是否发生大出血、肠梗阻、肠穿孔、中毒性巨结肠等并发症。

2.指导并协助减轻疼痛:对轻度疼痛者,保持环境安静、舒适,减少对患者的不良刺激和心理压力;教会患者一些放松和转移注意力的技巧,如做深呼吸、听音乐、与其他患者交谈等,有利于缓解疼痛。

(三)营养支持

1.饮食护理

指导患者食用质软、易消化、少纤维、富有营养、有足够热量的食物,以利于吸收,减轻对肠黏膜的刺激并供给足够的热量,以维持机体代谢的需要。避免食用冷饮、水果、含纤维素多的蔬菜及其他刺激性食物,忌食牛乳和乳制品。急性发作期患者应进流质或半流质饮食,病情严重者应禁食,按医嘱给予静脉高营养,以改善全身状况。应注意给患者提供良好的进餐环境,避免不良刺激,以增进患者食欲。

2.营养监测

观察患者的进食情况,定期测量患者的体重,监测血红蛋白,血清电解质和血清蛋白的变化,了解营养状况的变化。

七、健康指导

1.疾病知识指导:由于病因不明,病情反复发作,迁延不愈,常给患者带来痛苦,尤其是排便次数的增加,给患者的精神和日常生活带来很多困扰,易产生自卑、忧虑,甚至恐惧心理。应鼓励患者树立信心,以平和的心态应对疾病,自觉地配合治疗。指导患者合理休息与活动。在急性发作期或病情严重时均应卧床休息,缓解期适当休息,注意劳逸结合。指导患者合理选择饮食。

2.用药指导与病情监测:嘱患者坚持治疗,不要随意更换药物或停药。教会患者识别药物的不良反应,出现异常情况如疲乏、头痛、发热、手脚发麻、排尿不畅等症状要及时就诊,以免耽误病情。

八、预后

(一)长期预后

溃疡性结肠炎的长期预后取决于下列四种因素。

1.病变部位

病灶较局限者预后较病灶广泛者为好。

2.疾病活动性

本病活动程度各有不同(急性、重型、暴发型、慢性复发型、慢性持续型等),预后各异。即使非活动期,其潜在的癌变危险亦不容忽视。

3.病程

患病时间长短除与临床类型有关外,还与患者营养状况、疗效、副作用有关。此外病程长短也是决定是否手术的重要参考因素。

4.疾病对患者的总体影响

这些影响包括患者参与社会、经济活动的能力,心理状态,家族史,患者对UC的适应能力以及生命质量等。

直肠炎或直肠-乙状结肠炎患者中90%以上的预后良好。这些患者病情稳定、很少或全无症状、无须连续治疗。另外的10%病例炎症扩散、波及全部结肠,其预后与全结肠型患者相似。

如将直肠炎与直肠-乙状结肠炎两组病例的预后相比较,就会发现前者的预后较后者略好。追踪观察还表明,即使大多数患者的预后良好,确定其中个例的预后仍有困难。

(二)生命质量

Edward等报道,在101例UC存活者中有69%可完全正常地生活,19%患者除经常到门诊就医外基本可以正常生活。近来一项来自克利夫兰医院的观察,分析了308例青少年起病的UC患者的生命质量,21%健康状况良好,72%健康状况尚可,7%健康状况较差(生活不能自理、需连续服药治疗且常需要住院)。

Hendriekson和Binder将随机选择的122例UC患者按年龄、性别配对分为两组,对其"社会性预后"进行比较。结果发现两组社会因素有许多相似之处(如婚姻状况、性问题、闲暇活动、创收能力等)。他们认为大多数UC患者能使自己适应病况,仅有少数患者丧失社会和职业上的活动能力。

第三章　泌尿内科常见疾病护理

第一节　慢性肾小球肾炎

慢性肾小球肾炎简称慢性肾炎,以蛋白尿、血尿、高血压、水肿为基本临床表现,起病方式各有不同,病情迁延,缓慢进展,可有不同程度的肾功能减退,最终将发展为慢性肾衰竭。

一、病因和发病机制

绝大多数慢性肾炎患者的病因尚不明确,仅有少数慢性肾炎是由急性肾炎发展所致。虽然慢性肾炎的病因、发病机制和病理类型不尽相同,但起始因素多为免疫介导炎症,导致病程慢性化的机制除免疫因素外,非免疫因素如高血压、蛋白尿、高血脂等亦占有重要作用。

二、病理

慢性肾炎可由多种病理类型引起,常见类型有系膜增生性肾小球肾炎(包括 IgA 和非 IgA 系膜增生性肾小球肾炎)、系膜毛细血管性肾小球肾炎、膜性病变及局灶性节段性肾小球硬化等。

病变进展至后期,所有上述不同类型病理变化均可转化为程度不等的肾小球硬化、肾小管萎缩、肾间质纤维化。疾病晚期肾体积缩小,转化为硬化性肾小球肾炎。

三、临床表现

多数起病缓慢、隐匿。临床表现呈多样性,蛋白尿、血尿、高血压、水肿为其基本临床表现,可有不同程度肾功能减退,病情时轻时重、迁延,渐进性发展为慢性肾衰竭。

早期患者可有乏力、疲倦、腰部疼痛、食欲缺乏,水肿可有可无,一般不严重。有的患者可无明显临床症状。血压可正常或轻度升高。肾功能正常或轻度受损(肾小球滤过率下降),这种情况持续一段时间后,肾功能逐渐恶化,最终发展成尿毒症。部分患者除上述慢性肾炎的一般表现外,血压可以有程度不等的升高,甚至出现高血压脑病,这时患者可有眼底出血、渗出,甚至视盘水肿,如血压控制不好,肾功能恶化较快,预后较差。慢性肾炎往往有急性发作现象,常因感染、劳累呈急性发作,或用肾毒性药物后病情急骤恶化,经及时去除诱因和适当治疗后病情可一定程度缓解,但也可能由此而进入不可逆慢性肾衰竭。

四、辅助检查

(一)尿液检查

血尿,多以镜下血尿为主,可有红细胞管型。程度不等的蛋白尿,部分患者出现大量蛋白尿(尿蛋白定量超过 3.5g/24h)。

(二)血液检查

早期血常规检查正常或轻度贫血,白细胞和血小板多正常。

(三)肾功能检查

早期肾功能无异常,随着病情的进展,可出现血肌酐升高和肾小球滤过率下降。

(四)病理检查

肾脏活体组织检查可明确慢性肾炎的病理类型,对于指导治疗和估计预后具有重要意义。

五、治疗

慢性肾炎的治疗主要是防止或延缓肾功能进行性恶化、改善或缓解临床症状及防治严重合并症,根据肾脏病理检查结果进行综合性治疗。

(一)低蛋白饮食和必需氨基酸治疗

肾功能正常者注意低盐低脂饮食,不宜严格限制蛋白质入量,出现肾功能损害的患者应限制蛋白及磷的入量并配合使用必需氨基酸或酮酸。

(二)控制高血压

高血压是加速肾小球硬化、促进肾功能恶化的重要因素,积极控制高血压是十分重要的环节。治疗原则:①力争把血压控制在理想水平,蛋白尿不低于 1 g/d,血压应控制在 16.67/10 kPa(125/75 mmHg)以下;尿蛋白低于 1 g/d,血压控制可放宽到 17.33/10.67 kPa(130/80 mmHg)以下;②选择能延缓肾功能恶化、具有肾保护作用的降血压药物。

高血压患者应限盐(<3 g/d);有水钠潴留容量依赖性高血压患者可选用噻嗪类利尿药。对肾素依赖性高血压则首选血管紧张素转换酶抑制剂(ACEI)或血管紧张素Ⅱ受体拮抗剂。此外钙通道阻滞剂、β受体阻滞剂、α受体阻滞剂也可选用。高血压难以控制时可选用不同类型降压药联合应用。

近年研究证实,ACEI 除具有降低血压作用外,还有减少尿蛋白和延缓肾功能恶化的肾保护作用,故 ACEI 可作为慢性肾炎患者控制高血压的首选药物。肾功能不全患者应用 ACEI 要防止高血钾,血肌酐大于 350 μmol/L 的非透析治疗患者不宜再使用,注意少数患者应用 ACEI 干咳的不良反应。血管紧张素Ⅱ受体拮抗剂具有与 ACEI 相似的肾保护作用和减少尿蛋白作用,但不引起持续性干咳。

(三)糖皮质激素和细胞毒性药物

鉴于慢性肾炎为一临床综合征,其病因、病理类型及其程度、临床表现和肾功能等变异较大,故此类药物是否应用应区别对待。在肾活检明确病理类型后谨慎应用。还可选择中药雷公藤总甙片,但应注意该药可以引起血白细胞减少及肝功能损害,女性患者长期服用可导致月经周期紊乱甚至闭经。

(四)避免加重肾损害的因素

感染、劳累、妊娠及应用肾毒性药物(如氨基糖苷类抗生素、含马兜铃酸的中草药等),均可能加重肾脏损害,导致肾功能恶化,应予以避免。

六、护理问题

1.潜在并发症:慢性肾功能衰竭,与肾小球内皮细胞受损、肾小球滤过率下降有关。

2.水肿与肾小球滤过率降低,水钠潴留增多,低蛋白血症有关。

3.有发生高血压脑病的危险:血压急剧增高所致,是由于脑血管痉挛或脑血管高度充血扩张而致脑水肿。

4.有营养失调的危险:低于机体需要量,与低蛋白饮食,长期蛋白尿致蛋白丢失过多有关。

5.潜在并发症:贫血、电解质紊乱、感染、酸碱平衡失调。

七、护理措施

(一)水肿的护理

慢性肾炎早期水肿时有时无,且多为眼睑和下肢的轻中度水肿,晚期持续存在。

(二)密切观察血压变化,积极降压治疗,预防高血压脑病

1.严密观察患者病情:有无头痛、恶心、呕吐、意识模糊、视力障碍,血升高等高血压性脑病的前期表现,如发现异常情况,及时通知医生,给予正确处理,做到早期发现,早期治疗。

2.生命体征的观察:密切观察患者体温、脉搏、呼吸、血压,并做好记录。注意患者瞳孔的变化,观察瞳孔的变化及对光反射。

3.饮食及生活护理:给予低盐饮食,每日食盐摄入量2~3g,患者病情好转,水肿消退,血压下降后,可由低盐饮食逐渐转为正常饮食。多食蔬菜、水果,保持患者大便通畅,避免因排便障碍导致用力过大而影响病情。同时保证患者的住院环境安静、舒适,并控制室内温度,使患者具有充足的睡眠时间和良好的睡眠质量,防止因不良的外界环境刺激加重病情。

4.患者发生高血压脑病后的处理:若患者出现抽搐,立即予硝普钠降压、呋塞米静推利尿、20%甘露醇静脉滴注、安定静脉缓推、止痉及鼻导管吸氧和心电监护等处理。硝普钠是临床常用于治疗高血压急症的药物,是一种速效和短时作用的血管扩张药。但本品注射后血压下降迅速,易引起反射性心动过速。若过量用药则会引起较为严重的低血压症状。在使用硝普钠的过程中,要严密监测血压的变化,用药后每半小时测量一次血压,根据血压的升降来调节硝普钠的用量。

(三)合理饮食,预防营养失调

1.钠盐:限制钠的摄入,予以少盐饮食,每天不超过2 g为宜。

2.液体:入量视水肿程度及尿量而定。若每天尿量达1000 mL以上,一般不需要严格限水,但不可过多饮水。若每天尿量小于500 mL或有严重水肿者需限制水的摄入,重者应量出为入,每天液体入量不超过前一天24 h尿量加上不显性失水量(约500 mL),液体入量包括饮食、饮水、服药、输液等各种形式或途径进入体内的水分。

3.蛋白质:低蛋白血症所导致的水肿者,若无氮质潴留,可给予$0.8\sim1.0$ g/(kg·d)的优质蛋白,优质蛋白指富含必需氨基酸的动物蛋白,如牛奶、鸡蛋、鱼、肉等,但不宜给予高蛋白饮食,因为高蛋白饮食可导致尿蛋白增多而加重病情。有氮质血症的患者,则应限制蛋白质的摄入,一般给予$0.6\sim0.8$ g/(kg·d)的优质蛋白,慢性肾衰竭的患者需根据GFR来调节蛋白质的摄入量。

4.热量:补充足够的热量以避免负氮平衡,尤其低蛋白饮食的患者,每天摄入的热量不应低于30 kcal/(kg·d)。

5.其他:注意补充各种维生素。

(四)密切观察病情变化

定期查生化、血常规,观察患者有无乏力、心律失常及咳嗽、咳痰、腹泻等感染的症状,及时发现贫血、电解质紊乱、感染、酸碱平衡失调等并发症,配合医生及时准确处理。

八、健康教育

1.住院期间

(1)疾病知识指导:向患者及其家属介绍慢性肾小球肾炎的特点,使用掌握疾病的临床表现,及时发现病情的变化。

(2)帮助建立良好的生活方式,定时淋浴或擦浴,睡前清洗外阴,勤换内衣裤,保持皮肤清洁干燥。

(3)树立控制疾病的信心,建立家庭支持体系,提高患者的就医依从性。

(4)指导正确饮食,合理膳食搭配,提供患者所需热量。

2.出院指导

(1)饮食指导:向患者解释优质蛋白、低磷、低盐、高热量饮食的重要性,指导患者根据自己的病情选择合适的食物和量。

(2)用药指导与病情检测:介绍各类降压药的疗效、不良反应及使用时的注意事项,如告诉患者血管紧张素转换酶抑制剂可致血钾升高,以及高血钾的表现等。慢性肾炎病程长,需定期随访疾病的进展,包括肾功能、血压、水肿等的变化。

(3)避免感染、劳累、接种、应用肾毒性药物等,可延缓病情进展,维持一定的肾功能。但不宜预防性长期使用抗生素,药物选择上应注意避免用肾毒性药物。

九、预后

慢性肾炎病情迁延,病变呈进行性发展,最终出现慢性肾衰竭。病变进展速度个体差异很大,病理类型为重要因素,但防止各种危险因素、正确制定延缓肾功能损害进展的措施同样具有重要意义。

第二节 急性肾小球肾炎

急性肾小球肾炎简称急性肾炎(AGN),指急性起病,以血尿、蛋白尿、高血压、水肿及一过性氮质血症为主要表现的肾小球疾病。多见于链球菌感染后,也可由其他细菌、病毒、支原体、真菌及寄生虫感染所致。链球菌感染后急性肾炎为本节介绍的重点。

一、病因和发病机制

多为乙型溶血性链球菌"致肾炎菌株"(多为A组12型等)感染后所致。感染的严重程度与急性肾炎的发生和病变轻重并不完全一致。常因上呼吸道感染(多为扁桃体炎)、皮肤感染(多为脓疱疮)、猩红热等链球菌感染后发生。本病主要由感染所诱发的免疫反应,通过循环免疫复合物沉积于肾小球或植于肾小球的抗原与循环中的抗体发生特异性结合而引起。

二、病理

肾脏体积较正常增大,病理改变为弥漫性毛细血管内增生性肾小球肾炎。光镜下通常为弥漫性肾小球病变,以内皮细胞及系膜细胞增生为主要表现,急性期可伴有中性粒细胞和单核细胞浸润。病变严重时,增生和浸润的细胞可压迫毛细血管襻使管腔狭窄或闭塞。肾小管病变多不明显,但肾间质可有水肿及灶状炎性细胞浸润。电镜下可见上皮下有"驼峰状"电子致密物沉积。

三、临床表现

主要发生于儿童和青年,男性多于女性。于前驱感染后1～3周起病。呼吸道感染者潜伏期较皮肤感染短。起病较急,病情轻重不一。本病典型者具有以下表现。

(一)尿异常

几乎全部患者均有肾小球性血尿,约30%患者可有肉眼血尿,常为起病首发症状和患者就诊原因。可伴有轻、中度蛋白尿,少数患者可有大量蛋白尿。尿沉渣除红细胞外,早期还可见白细胞和上皮细胞稍增多,并可有颗粒管型和红细胞管型等。

(二)水肿

80%以上患者均有肾源性水肿,常为起病的初发表现,典型表现为晨起眼睑水肿或伴有下肢轻度凹陷性水肿,少数严重者可波及全身甚至出现胸腔积液或腹水。

(三)高血压

约80%患者出现一过性轻、中度高血压,常与其水钠潴留有关,利尿后血压可逐渐恢复正常。少数患者可出现严重高血压,甚至高血压脑病。

(四)肾功能异常

患者起病早期可因肾小球滤过率下降、水钠潴留而出现尿量减少或少尿。肾功能可一过性受损,表现为轻度氮质血症。多于1～2周后尿量渐增,肾功能于利尿后数日可逐渐恢复正常。仅有极少数患者可表现为急性肾衰竭,易与急进性肾炎相混淆。

(五)充血性心力衰竭

因水钠严重潴留和高血压为诱发因素,常发生在急性肾炎综合征期。表现有颈静脉怒张、奔马律和肺水肿症状,常需紧急处理。多见于老年的急性肾炎患者。

(六)免疫学检查异常

起病初期血清C3及总补体下降,于8周内逐渐恢复正常,对诊断本病意义很大。患者血清抗链球菌溶血素"O"滴度可升高,提示近期内曾有过链球菌感染。部分患者血循环免疫复合物(CIC)测定阳性。

四、治疗

以休息和对症治疗为主。有上呼吸道感染或皮肤感染者,可选用无肾毒性抗生素治疗。发生急性肾衰竭有透析指征应及时行透析治疗。不宜应用糖皮质激素及细胞毒性药物。

(一)一般治疗

急性期必须卧床休息至肉眼血尿消失,水肿消退,血压恢复正常。低盐饮食(小于3g/d),肾功能正常者无须限制蛋白质入量,出现氮质血症时应限制蛋白,并以优质动物蛋白为主。明显少尿的急性肾衰竭需控制液体入量。

(二)治疗感染病灶

以往主张病初注射青霉素10～14天(过敏者可用大环内酯类抗生素),但其必要性现有争议。

反复发作的慢性扁桃体炎,待病情稳定后(尿蛋白阴性,尿沉渣红细胞少于10/HP)可考虑做扁桃体摘除,术前、术后2周需注射青霉素。

(三)对症治疗

1.利尿

控制水钠摄入后水肿仍明显者应给予利尿药,常用噻嗪类利尿药、袢利尿药。不宜用渗透性利尿药及保钾利尿药。应用利尿药者需注意电解质的变化。

2.降压

利尿药应用后血压仍无下降,可加用降压药如钙通道阻滞药、血管扩张药等,也可选用血管紧张素转化酶抑制药(ACEI)及血管紧张素Ⅱ受体拮抗剂(ARB),但需注意血钾及血肌酐有无升高,血肌酐大于350 μmol/L的非透析治疗患者不宜使用。

(四)透析治疗

少数发生急性肾衰竭而有透析指征时,应及时给予透析治疗以帮助患者度过急性期。由于本病具有自愈倾向,肾功能多可逐渐恢复,一般不需要长期维持透析。

五、护理问题

1.水肿:与肾小球滤过率下降有关。
2.有皮肤完整性受损的危险:与皮肤水肿、营养不良有关。
3.尿液异常:与肾小球病理改变导致肾小球基底膜通透性增加有关。
4.活动无耐力:与水肿、高血压有关。
5.潜在并发症:高血压脑病、充血性心力衰竭、急性肾功能不全。

六、护理措施

(一)有效进行水肿的护理

水肿是急性肾小球肾炎最常见的症状,由肾小球滤过率减低、水钠潴留引起。一般水肿多不十分严重,起初累及眼睑及颜面,晨起重。重者波及全身,少数可伴胸、腹水。急性肾炎的水肿压之不可凹,与肾病综合征时明显的凹陷性水肿不同。

(二)合理休息与活动,改善活动无耐力

急性期应卧床休息2～3周,减轻心脏和肾脏的负担,待水肿消退、肉眼血尿消失、血压正常可逐步增加室内活动量。对遗留的轻度蛋白尿及血尿应加强随访观察而无须延长卧床期,如有尿检改变则需再次卧床。3个月内宜避免剧烈体力活动。可于停止卧床后逐渐增加活动量,2个月后如无临床症状,尿常规示基本正常,即可开始工作和学习。

(三)积极治疗原发病,预防高血压脑病和急性左心衰竭的发生

1.观察血压和神志的变化,预防高血压脑病的发生。
2.病情评估:观察患者有无烦躁、气促、憋喘、呼吸困难、咯白色泡沫或粉红色泡沫样痰,听诊双肺布满干湿性啰音等充血性心力衰竭的表现,若出现急性心力衰竭应及时通知医师给予处理。备好抢救物品及药品。

(1)给予心电监护,监测生命体征,注意各种心律的变化,防止各种心律失常。

(2)吸氧:给予高流量酒精湿化吸氧。

(3)吗啡:吗啡静脉推注,必要时每间隔15min重复一次,共2~3次。老年人、有呼吸系统疾病患者慎用。

(4)快速利尿:给予呋塞米静脉推注。

(5)洋地黄类药物:毛花苷静脉给药,对伴有快速房颤、心室扩大者尤其适合,必要时2h后半量重复。

(6)端坐呼吸。

3.避免发生心力衰竭的诱因:感染是发生心力衰竭的主要诱因,尤其是呼吸道感染。保持病室环境安静、整洁、舒适、卫生,利于患者休息。限制家属和亲友探视以免引起交叉感染。同时应持续动态监测生命体征变化,特别是血压变化,控制血压是防止心力衰竭病情恶化的方法之一。同时应指导患者卧床休息,减轻心脏负担。

4.饮食指导:饮食宜消化、清淡、低盐、低脂、低胆固醇、低热量、营养丰富,多食新鲜蔬菜、水果,每餐不宜过饱,防止便秘,少食多餐,因饱餐可诱发加重心衰,避免暴食暴饮。

5.合理安排输液顺序,控制输液量和输液速度,注意血容量的变化。严格记录出入量。

(四)密切观察病情,预防电解质紊乱、急性肾衰竭等并发症的发生

1.监测血生化,及时发现和处理电解质、酸碱平衡失调。

(1)监测血清钾、钠、钙等电解质的变化。

(2)血钾高者表现为烦躁不安、嗜睡、恶心、呕吐、四肢麻木、胸闷、憋气等,心率缓慢、心律失常可致猝死。心电图T波高尖、QRS增宽、P-R间期延长,房室传导阻滞、心室纤颤等。应密切监测血钾及心电图改变。饮食要注意减少机体蛋白质的高分解代谢,供给足够热卡,限制钾的摄入,少用或忌用含钾食物如紫菜、菠菜、苋菜、薯类、山药、坚果、香蕉、香菇、榨菜等,输血时尽量不输库存血。

(3)密切观察有无低钙血症的征象,如手指麻木,易激惹、腱反射亢进、抽搐等,如发生低钙血症,可摄入含钙高食物如牛奶或可遵医嘱使用钙剂。

(4)观察患者有无咳嗽、咳痰,腹泻、腹痛等感染的症状,积极预防和控制感染。

2.及时识别急性肾衰竭

密切观察病情,监测内容包括:

①尿量,若尿量迅速减少或出现无尿,往往提示发生了急性肾衰竭;

②血肌酐、血尿素氮,快速、进行性升高;

③血清电解质,重点观察有无高钾血症;

④其他,有无食欲明显减退、恶心、呕吐,有无气促、端坐呼吸等。

七、健康指导

1.疾病预防指导:介绍本病的发生与呼吸道感染或皮肤感染的关系,并讲解保暖、加强个人卫生等预防上呼吸道或皮肤感染的措施。告诉患者患感冒、咽炎、扁桃体炎和皮肤感染后,应及时就医。

2.疾病知识指导:向患者及其家属介绍急性肾小球肾炎的病因与预后,使其了解本病为自限性疾病,预后良好,避免出现不良情绪。患者患病期间应加强休息,痊愈后可适当参加体育活动,以增

强体质,但在 1~2 年内不应从事重体力劳动,避免劳累。急性肾炎的完全康复可能需要 1~2 年。当临床症状消失后,蛋白尿、血尿等可能仍然存在,故应定期随访,监测病情。

八、预后

急性链球菌感染后肾炎预后多数良好,病死率低于 1%。少数可转为慢性肾炎。绝大多数患者治疗 1~4 周后临床症状消失,血清 C3 于 8 周内恢复正常,少部分患者轻度镜下血尿和微量蛋白尿可迁延半年至 1 年才消失。

第四章　分娩期并发症的护理

第一节　胎膜早破

胎膜早破(PROM)指临产前胎膜自然破裂,是常见的分娩期并发症,占分娩总数的2.7%~17%,早产发生率为足月产的2.5~3倍。胎膜早破对妊娠、分娩均造成不利的影响,可致早产、脐带脱垂和感染。

一、病因

一般认为与以下因素有关:

1. 下生殖道感染:由细菌、病毒或弓形虫引起胎膜炎,胎膜局部张力下降而破裂。
2. 机械性刺激:妊娠后期性交、创伤可引起胎膜炎,特别是精液内的前列腺素可诱发子宫收缩使胎膜受压而破裂。
3. 羊膜腔内压力升高:如多胎妊娠、羊水过多、巨大胎儿等。
4. 胎先露与骨盆入口衔接不良:如头盆不称、胎位异常、骨盆狭窄等,使胎膜各部受压不均导致破裂。
5. 子宫颈内口松弛:先天性松弛或创伤所致,因前羊水囊楔入,胎膜受压不均可导致胎膜早破。
6. 胎膜发育不良、营养素缺乏:胎膜发育不良导致胎膜菲薄、脆弱而易破裂;孕妇缺乏维生素C及微量元素锌、铜等,可干扰胶原纤维和弹性蛋白的成熟过程,导致胎膜早破。

二、临床表现

1. 症状:孕妇突然感到有较多的液体持续自阴道流出,继而少量间断性排液。当咳嗽、打喷嚏、负重等腹压增加时,阴道流出的液体量增多。
2. 体征:肛门检查或阴道检查时,触不到前羊水囊,上推胎先露可见阴道流液量增多。若胎心率异常、头盆不称或胎位异常,应仔细检查有无脐带脱垂,如果胎膜未破,肛门检查在胎先露前方触及有搏动感的条索状物,为脐带先露;若胎膜已破,行阴道检查能触及或看到部分脐带为脐带脱垂。羊膜腔感染时孕妇心率增快,子宫有压痛。

三、治疗原则

根据妊娠周数、胎儿成熟情况及孕妇有无并发症等情况综合处理。

1. 期待疗法:适用于妊娠28~35周、无产兆及感染征象、B型超声测定羊水池深度不低于3 cm者。绝对卧床,避免不必要的肛门检查和阴道检查;严密观察体温、脉搏、子宫收缩、胎心率、羊水、白细胞计数,预防感染;抑制子宫收缩;糖皮质激素促胎肺成熟。
2. 终止妊娠:妊娠28周以前,因胎儿小及围生儿存活率低,需尽快终止妊娠;妊娠35周以上,可等待自然临产。若观察12~18 h仍未临产,应引产或行剖宫产术。若有感染征象,无论胎龄大小,均应及时终止妊娠。

四、护理评估

1.病史:详细询问孕期有无创伤、性生活、羊水过多等诱发胎膜破裂的原因;是否有子宫收缩及感染的表现;了解孕妇的生育史、本次妊娠情况及妊娠周数;确定胎膜破裂的时间。

2.身体评估

(1)症状与体征:评估孕妇阴道流液的时间、量、性状,是否在打喷嚏、咳嗽、负重等增加腹压的动作后有液体自阴道流出,上推胎先露有无液体从阴道流出,同时观察孕妇有无发热及阴道分泌物有无异味等症状。

(2)辅助检查

1)阴道液酸碱度检查:正常阴道液 pH 为 4.5~5.5,羊水 pH 为 7.0~7.5。用 pH 试纸检测阴道液的 pH,若 pH 不低于 7.0,提示胎膜早破。如混有血液、子宫颈黏液、滑石粉、细菌等时,可出现假阳性。

2)阴道液涂片检查:将阴道液涂于玻片上,干燥后检查有羊齿状结晶。

3)羊膜镜检查:直视胎先露,见不到前羊水囊,即可诊断为胎膜早破。

3.心理-社会评估:评估产妇焦虑的程度。胎膜早破可加重孕妇的精神负担,担心羊水流尽影响胎儿安全及自身的健康,担心早产和产褥感染等。

五、护理问题

1.有感染的危险:与胎膜早破后下生殖道内的病原体上行感染有关。

2.有胎儿受伤的危险:与脐带脱垂致胎儿窘迫、胎儿吸入污染的羊水引起肺炎有关。

3.焦虑:与担心胎儿、新生儿、自身的安全有关。

六、护理措施

1.一般护理:嘱患者住院治疗,保持病房清洁安静;勤巡视,及时满足孕妇需要,提供优质生活护理;告知孕妇绝对卧床的重要性,指导孕妇抬高臀部、取左侧卧位休息。

2.心理护理:鼓励孕妇及其家属讲出其担忧的问题及心理感受,说明所采取的治疗方案,以减轻孕妇的心理负担。对因胎膜早破造成的早产儿或剖宫产术的新生儿,其健康和生命可能受到威胁,应及时向孕妇详细解释,指导其做好心理准备,多给予关心和安慰。

3.病情监测

(1)记录破膜的时间,定时观察羊水性状、颜色、气味等,及早发现感染和胎儿窘迫。

(2)严密观察胎心率的变化,一旦有胎心率异常改变(如胎心率过快、减慢或不规则),可能有脐带脱垂,嘱产妇改变体位或抬高臀部,缓解对脐带的压迫。必要时,行胎儿电子监护和阴道检查,确定有无脐带脱垂,尤其注意有无隐形脐带脱垂(即脐带先露)。

(3)如出现脐带脱垂,应立即吸氧、取头低臀高位。上推胎先露以缓解脐带受压,同时积极准备手术,尽快结束分娩。

(4)观察孕妇的生命体征、子宫收缩及羊水性质,配合检查白细胞计数,排除感染。

4.医护配合

(1)期待疗法的护理:绝对卧床,取左侧卧位;抬高臀部,防止脐带脱垂;必要时吸氧;避免不必要的肛门检查和阴道检查。保持外阴清洁,每日用1:1000苯扎溴铵棉球擦洗会阴两次,勤换会阴垫;严密观察胎心率的变化及羊水性状、气味;定时测产妇体温、脉搏、血常规;检查产妇的子宫有无压痛;破膜12h以上,遵医嘱预防性使用抗生素预防感染;按医嘱予硫酸镁抑制子宫收缩及地塞米松促胎儿成熟。

(2)终止妊娠的护理:妊娠35周以上,无产科指征,子宫颈成熟,等待自然分娩或做好引产准备。若头盆不称、胎位异常、脐带脱垂、胎儿窘迫等,应做好剖宫产术准备,同时做好新生儿复苏准备。

七、健康教育

(1)向孕妇讲解胎膜早破的影响,积极参与产前保健;防治下生殖道感染、慢性病;避免腹部创伤,妊娠最后3个月禁止性生活。

(2)加强产前检查,及时矫正异常胎位,头盆不称、胎先露高浮的孕妇应指导其在预产期前2周住院待产。一旦发生胎膜破裂,产妇应立即平卧,并抬高臀部。

(3)子宫颈内口松弛者,不易久站、劳累,于妊娠12~18周行子宫颈内口环扎术。孕期补充足量的维生素,以及锌、钙、铜等微量元素。

第二节 产后出血

胎儿娩出后24 h内,出血量超过500 mL者称为产后出血。产后出血是产科常见的严重并发症,居我国孕产妇死亡原因的首位,其发生率占分娩总数的2%~3%,且80%以上发生在产后2 h内;产后出血的预后因失血量、失血速度及孕产妇的体质等不同而异;若在短时间内大量失血可迅速发生失血性休克,休克时间过长可引起腺垂体缺血性坏死,继发腺垂体功能减退,发生希恩综合征。因此,应特别重视产后出血的防治与护理工作。

一、病因

产后出血的原因有子宫收缩乏力、胎盘因素、软产道损伤及凝血功能障碍。这些因素可共存并相互影响。

1.子宫收缩乏力:子宫收缩乏力是产后出血最常见的原因,占产后出血总数的70%~80%。正常情况下胎盘娩出后,因子宫肌纤维的收缩和缩复作用,胎盘剥离面开放的血窦闭合形成血栓而止血,凡影响子宫收缩和缩复功能的因素均可引起产后出血。

(1)全身性因素:产妇精神过度紧张,产程延长和难产,产妇体力衰竭;临产后过多使用镇静剂、麻醉剂;合并急慢性全身性疾病,如重度贫血等。

(2)局部因素:子宫肌壁过度膨胀、伸展(如多胎妊娠、巨大胎儿、羊水过多等),影响肌纤维的缩复功能;子宫肌纤维发育不良或退行性变(如子宫畸形、妊娠合并子宫肌瘤、多产、剖宫产术和子宫肌瘤剔除术等),影响子宫肌纤维的正常收缩;子宫本身病理改变(如妊娠期高血压病、严重贫血、子宫胎盘卒中等)以及前置胎盘等。

2.胎盘因素:胎儿娩出后30 min,胎盘尚未娩出,称为胎盘滞留,包括以下几种类型:

(1)胎盘剥离不全:常见于子宫收缩乏力,胎盘未完全剥离便过早牵拉脐带、揉挤子宫,使部分胎盘、副胎盘自子宫壁剥离不全,影响子宫收缩使剥离面血窦不易关闭,引起大量出血。

(2)胎盘剥离后滞留:因子宫收缩乏力、膀胱过度充盈等因素,使已经剥离的胎盘不能及时排出,潴留在子宫腔,影响子宫收缩而出血。

(3)胎盘嵌顿:宫缩剂使用不当或粗暴按摩子宫等原因,引起子宫颈内口的平滑肌呈痉挛性收缩而形成狭窄环,使剥离的胎盘嵌顿在宫腔内引起出血。

(4)胎盘粘连或植入:胎盘全部或部分与子宫壁粘连,不能自行剥离者,称为胎盘粘连。当胎盘全部粘连时可无出血;若部分粘连可因剥离部分的子宫内膜的血窦开放,以及胎盘滞留影响子宫收缩而导致大出血。引起胎盘粘连的原因有子宫内膜炎、多次人工流产而致的子宫内膜损伤等。

子宫蜕膜层发育不良时,胎盘绒毛深入子宫肌层,称为胎盘植入,临床上较少见。根据植入的面积,分为完全性植入与部分性植入两类,完全性植入因胎盘未剥离不出血,部分性植入会发生致命的大出血。

(5)胎盘、胎膜残留:胎盘小叶、副胎盘或部分胎膜残留于宫腔内,影响子宫收缩而出血,常因过早牵拉脐带或用力揉捏子宫所致。

3.软产道损伤:子宫收缩过强、胎儿过大、产程过快、接产时保护会阴不当或阴道手术助产操作粗暴等,均可引起会阴、阴道、宫颈裂伤,严重裂伤者可达阴道穹窿、子宫下段甚至骨盆壁,形成腹膜后血肿和阔韧带内血肿;过早行会阴切开术也可引起失血过多。

4.凝血功能障碍:临床上较少见,但后果严重,包括妊娠并发症(如血小板减少症、白血病、再生障碍性贫血、重症肝炎等)和妊娠并发症(如妊娠期高血压病的子痫前期、胎盘早剥、羊水栓塞、死胎滞留等),均可因凝血功能障碍发生难以控制的大量出血。

二、临床表现

产后出血的主要临床表现为阴道大量流血及休克等症状和体征。

1.症状:短时间内大量出血,出现眩晕、口渴、烦躁不安等,随之有面色苍白、出冷汗、心慌等表现;特别是子宫出血潴留于子宫腔及阴道内时,产妇出现怕冷、寒战、打哈欠、懒言或表情淡漠、呼吸急促、烦躁不安等表现,很快进入昏迷状态;软产道损伤致阴道壁血肿的产妇有尿频、肛门坠胀感,伴排尿疼痛。

2.体征:面色苍白、血压下降、脉搏细弱等。不同原因所致产后出血有不同的出血特点及体征,据此能初步判断引起产后出血的原因。

子宫收缩乏力及胎盘因素所致的出血,常呈间歇性出血,色暗红,子宫软、轮廓不清、触不到子宫底,按摩后子宫收缩变硬,出血明显减少。若血液存积或胎盘已剥离而滞留于子宫腔,子宫底可升高,按摩子宫可促使淤血和胎盘排出。检查胎盘及胎膜有缺损或边缘有断裂血管。

软产道损伤所致的出血,胎儿娩出后,立即持续性流出自凝的鲜红血液,子宫收缩良好,子宫轮廓清晰。会阴、阴道、子宫颈可有不同部分、不同程度的裂伤。会阴、阴道按裂伤程度分为4度:Ⅰ度裂伤指会阴皮肤及阴道黏膜撕裂,未达肌层,出血量不多;Ⅱ度裂伤指会阴裂伤已达会阴体肌层,累及阴道后壁黏膜,甚至沿阴道后壁两侧沟向上撕裂,出血较多;Ⅲ度裂伤指肛门外括约肌已断裂;Ⅳ度裂伤指直肠阴道隔及部分直肠前壁裂伤,直肠肠管暴露,情况严重,但出血量不一定多。

凝血功能障碍所致出血,产妇持续性阴道流血,止血困难,且血液不凝固或伴有全身黏膜及注射部位出血等,子宫收缩良好,胎盘能完整娩出。

三、治疗原则

针对病因迅速止血;补充血容量纠正休克;防治感染。子宫收缩乏力引起的出血,加强子宫收缩是最有效的止血方法;软产道损伤引起的出血,应及时修补、缝合裂伤;胎盘因素引起的出血应尽快清除胎盘;凝血功能障碍所致的出血,应迅速采取相应的措施纠正凝血功能障碍,控制出血。

四、护理评估

1. 病史:询问产妇既往生育史,了解孕妇有无多次人工流产及产后出血史;注意是否存在诱发产后出血的疾病,如孕前患出血性疾病、重症肝炎、血液病、高血压、贫血、胎盘早剥、前置胎盘、羊水过多、多胎妊娠等;分娩期产妇有无精神过度紧张、过度疲劳、过多使用镇静剂和麻醉剂、产程延长、急产等。

2. 身体评估

(1) 症状:仔细评估阴道流血的时间、量、色及血液能否自凝;了解有无头晕、烦躁、怕冷、打哈欠、懒言或表情淡漠、出冷汗、心慌等表现。

(2) 体征:除评估休克体征外,主要检查以下体征:子宫收缩乏力时可出现子宫软、子宫轮廓不清、触不到宫底等体征;软产道损伤主要表现为会阴、阴道、子宫颈可见不同部位、不同程度的伤口;胎盘因素可有子宫下段痉挛性狭窄环,产后检查见胎盘胎膜不完整或有断裂血管;凝血功能障碍可见全身黏膜及注射部位出血、血液不凝固等体征。

(3) 辅助检查:血型、交叉配血试验,以备输血补充血容量;测纤维蛋白原、血小板计数、出血时间、凝血时间、凝血酶原时间等,了解有无凝血功能障碍;测定血常规,了解贫血程度及有无感染。

3. 心理-社会评估:产妇往往表现出恐惧、心慌、手足无措,担心自己的生命安危,把一切希望寄予医护人员。因出血过多及精神紧张,有些产妇很快进入休克、昏迷状态。

五、护理问题

1. 潜在并发症:如失血性休克等。
2. 有感染的危险:与失血过多、全身抵抗力低下及手术操作有关。
3. 恐惧:与阴道大出血,威胁生命安全有关。

六、护理措施

1. 预防措施

(1) 加强孕期保健:注意营养,定期进行产前检查,及时发现妊娠并发症。对有产后出血史或出血倾向的疾病应及时治疗,提前入院后积极做好抢救准备。

(2) 正确处理产程:第1产程,防止产妇精神过度紧张、疲劳及产程延长;第2产程,正确保护会阴,适时进行会阴侧切,避免胎儿娩出速度过快;助产术严格按操作常规进行,避免粗暴用力;胎儿前肩娩出后立即用宫缩剂;第3产程,避免过早揉挤子宫及强拉脐带;胎盘娩出后仔细检查胎盘、胎膜是否完整;检查软产道有无损伤,并按摩子宫促其收缩。

(3)产后密切观察:产后2h内,产妇应留产房内严密观察,及时排空膀胱,必要时给予导尿;监测生命体征、神志、皮肤黏膜颜色、四肢温度、尿量,发现异常应及时报告医生;观察子宫收缩、阴道流血以及会阴伤口情况;做好产妇输血和急救的准备工作。

2.一般护理:提供清洁、安静、舒适、通风的休息环境,保证足够的睡眠;加强营养,给予高热量、高蛋白质、高维生素、富含铁的饮食,少食多餐;半卧位及侧卧位休息,严密观察生命体征及阴道流血情况;指导产妇母乳喂养,刺激子宫收缩,减少阴道流血;保持会阴清洁,用0.1%苯扎溴铵溶液擦洗会阴,每日2次;大小便后及时冲洗会阴。

3.心理护理:耐心听取产妇叙述,给予同情、安慰和心理支持。认真做好产妇及其家属的关心、解释工作,保持环境安静,鼓励产妇放松心情。家属可陪伴产妇,以增加产妇安全感。

4.止血的护理

(1)子宫收缩乏力:按摩子宫、应用宫缩剂、子宫腔内填塞纱布条、结扎盆腔血管、髂内动脉或子宫动脉栓塞术及子宫切除术等方法可达到止血目的。

1)按摩子宫:按摩子宫是最常采用、简单、有效的方法。手法有以下3种:①腹部单手按摩子宫法。助产者一手在产妇腹部触到子宫底部,拇指在子宫前壁,其余四指在子宫后壁,均匀而有节律地按摩子宫,促进子宫收缩,此种方法最常用。②腹部双手按摩子宫法,术者一手在耻骨联合上缘按压下腹部,将子宫向上推,另一手握住子宫体,在子宫底部有节律性地按摩子宫。③腹部-阴道双手按摩子宫法。以上方法效果不佳时选用:术者一手握拳,手心向前置于阴道前穹窿,顶住子宫前壁,另一手自腹壁按压子宫后壁使子宫体前屈,双手相对紧压并同时节律性按摩子宫;按摩时间以子宫恢复正常收缩,并保持良好收缩状态为止。按摩时应严格执行无菌操作,切忌用力过大。

2)应用宫缩剂:按摩子宫的同时,肌内注射或宫体注射缩宫素10 U,并将缩宫素10~20 U加入10%葡萄糖注射液500 mL静脉滴注;也可用麦角新碱(心脏病、高血压患者禁用)、前列腺素类药物等促进子宫收缩。

3)子宫腔内填塞纱布条:经按摩及宫缩剂等方法处理无效,子宫肌松弛无力,应用无菌纱布条填塞子宫腔,有明显的局部压迫止血作用。方法是严密消毒后,助手于腹部固定子宫底,术者持卵圆钳将无菌纱布条,自子宫底逐渐由内向外填紧、填实子宫腔;24 h后取出纱布条,取出前肌内注射宫缩剂。子宫腔填塞纱布条后,应密切观察生命体征及子宫底高度和大小,警惕因填塞不紧,子宫腔内继续出血、积血而阴道不流血的止血假象。此法有增加感染的机会,只有在缺乏输血、输液条件,病情危急时才考虑使用。

4)结扎盆腔血管:用于子宫收缩乏力、前置胎盘及DIC等所致的严重产后出血,同时迫切希望保留生育功能者,可采用结扎子宫动脉止血。

5)髂内动脉或子宫动脉栓塞术:近年来髂内动脉或子宫动脉栓塞术治疗难以控制的产后出血,愈来愈受到重视。

6)子宫切除术:其主要用于难以控制并危及产妇生命的产后出血。在积极输血补充血容量的同时,施行子宫次全切除或子宫全切除术。

(2)胎盘滞留

1)胎盘剥离不全或粘连:无菌操作下行人工徒手剥离胎盘术。术中切忌强行剥离或用手抓挖子宫壁,以免损伤子宫;术后使用宫缩剂和抗生素。

2)胎盘全部剥离后滞留:协助产妇排空膀胱,轻轻牵拉脐带,按压子宫底以娩出胎盘。

3)胎盘嵌顿:遵医嘱予以解痉药或配合麻醉师麻醉,待松解狭窄环后协助胎盘娩出。

4)胎盘植入:徒手剥离胎盘时,发现胎盘与子宫壁粘连紧密,界限不清,难以剥离,在牵拉脐带时子宫壁出现凹陷者,可能为植入性胎盘,应立即停止剥离胎盘术,准备切除子宫。

5)胎盘、胎膜残留:徒手取出困难者,可行钳刮术或刮宫术。

(3)软产道裂伤:按解剖层次及时、准确地缝合裂伤。阴道血肿所致的出血,首先切开血肿,清除血块,缝合止血,同时补充血容量。

(4)凝血功能障碍:针对病因、疾病治疗。血小板减少症、再生障碍性贫血等患者,输新鲜血或成分输血;如发生弥散性血管内凝血应与内科医生共同抢救,按医嘱用药及护理。

5.失血性休克的护理:除配合医生针对上述病因止血外,应立即平卧、保暖、吸氧;迅速建立静脉通道,对尚未有休克征象者及早补充血容量,有休克者应尽早输血;严密观察并记录产妇生命体征、子宫收缩、阴道流血等,发现异常应及时报告医生,并协助迅速止血。

6.预防感染:遵医嘱给予抗生素预防感染;在产程处理与抢救过程中严格执行无菌操作;每日擦洗会阴2次,注意保持会阴清洁。

六、健康教育

(1)定期进行产前检查,对妊娠合并凝血功能障碍、重症肝炎等不宜妊娠的妇女,应尽早终止妊娠。临产后为产妇提供心理支持,避免精神紧张,鼓励产妇说出内心感受。

(2)指导母乳喂养,产褥期禁止盆浴及性生活,警惕晚期产后出血的发生。

(3)出院时,指导产妇加强营养和进行适量活动等自我保健方法,继续观察子宫复旧及恶露情况,发现异常及时就诊。

第三节 子宫破裂

子宫破裂指子宫体部或子宫下段在妊娠期或分娩期发生破裂,是产科严重的并发症,如不及时诊治,可危及母儿的生命,多发生于经产妇和多产妇。近年来,因围生期保健的加强,产科技术水平的提高,子宫破裂发病率显著减少。子宫破裂根据发生的原因、时间、部位、程度可分为:自然破裂和损伤性破裂;妊娠期破裂和分娩期破裂;子宫体部破裂和子宫下段破裂;完全性破裂(子宫壁全层破裂,即子宫腔和腹腔相通)和不完全性破裂(子宫肌层部分或全部破裂,但浆膜层未破,子宫腔和腹腔未相通)。

一、病因

1.梗阻性难产:梗阻性难产是引起子宫破裂最常见的原因,多见于骨盆狭窄、头盆不称、胎儿畸形、胎位异常、软产道阻塞等,均可使胎先露下降受阻,为克服阻力,子宫强烈收缩,子宫下段被动过分牵拉变长、变薄而发生子宫破裂。

2.宫缩剂应用不当:分娩时使用宫缩剂不当或产妇对宫缩剂太敏感,使子宫强烈收缩造成子宫破裂。

3.子宫因素：曾行剖宫产术、子宫修补术、子宫肌瘤挖除术的瘢痕子宫；子宫发育不良、畸形、多次分娩及过度刮宫损伤子宫肌层，在妊娠期或分娩期子宫腔压力升高易发生子宫破裂。

4.手术损伤：不适当的阴道助产术可导致手术损伤。如子宫颈口未开全时行产钳或臀牵引术，造成子宫颈及子宫下段撕裂；无麻醉时行内倒转术或毁胎术；毁胎术时因器械、胎儿骨片、暴力等因素造成子宫破裂；强行胎盘剥离术；妊娠晚期腹部受严重撞击、分娩时在腹部暴力加压助产等，均可引起子宫破裂。

二、临床表现

子宫破裂多发生在分娩期，也可发生在妊娠晚期尚未临产时。梗阻性难产或宫缩剂应用不当引起的子宫破裂常有先兆破裂阶段，而损伤性破裂和瘢痕性破裂往往无先兆子宫破裂阶段。

1.先兆子宫破裂

(1)症状：多见于梗阻性难产。临产过程中子宫收缩强烈，产妇腹痛难忍，烦躁不安，甚至大喊大叫；产妇因膀胱受压而出现排尿困难或血尿。

(2)体征：产妇表情痛苦，呼吸急促，脉搏加快，胎心加快、减慢或消失，胎动频繁，于脐水平或以上出现病理缩复环，腹部外形呈葫芦状。子宫下段压痛明显。如处理不及时，子宫将在病理缩复环处或其下方破裂。

2.子宫破裂

(1)完全性子宫破裂

1)症状：先兆子宫破裂症状出现后未及时处理，产妇突然感到下腹部一阵撕裂样的剧痛，随后腹痛缓解，子宫收缩停止，顿感轻松。此时自觉胎动消失，不久又出现腹部持续性疼痛，阴道有少量鲜红色血液流出。

2)体征：产妇出现面色苍白、呼吸急促、脉搏细弱而快、血压下降等休克征象。腹部检查可见明显急腹症表现；腹壁可清楚触及胎儿肢体，子宫缩小位于一侧，胎动及胎心音消失。阴道检查可见子宫颈口回缩，胎先露上升或消失，子宫下段可触及裂口。

(2)不完全性子宫破裂：症状及体征均不明显，多见于子宫下段或子宫体部剖宫产切口瘢痕破裂。产妇腹痛明显，子宫轮廓清楚，但裂口处明显压痛，子宫体一侧可触及逐渐增大并压痛的包块。胎心音多不规则。

三、治疗原则

1.先兆子宫破裂：立即采取有效的措施抑制子宫收缩，如静脉全身麻醉或肌内注射哌替啶，尽快行剖宫产术结束分娩，防止进一步发展成子宫破裂。

2.子宫破裂：无论胎儿是否存活，均应积极抢救，尽早手术治疗。手术方式根据产妇的生育要求、全身情况、子宫破裂的程度、子宫破裂的部位、子宫破裂的时间以及有无严重感染而选择子宫修补术或子宫次全切除术或子宫全切除术，术中及术后应用大量抗生素预防感染。

四、护理评估

1.病史：询问产妇有无剖宫产、子宫肌瘤挖除史，产程中使用子宫收缩剂的方法和剂量，是否有胎位异常、子宫收缩过强、阴道助产术等诱发子宫破裂的因素。

2.身体评估

(1)症状:评估腹部疼痛的程度、性质,子宫收缩的强度、间歇时间,有无休克前期或休克征象。

(2)体征:有无病理缩复环,有无胎心、胎动异常及休克体征等。

(3)辅助检查:血常规检查血红蛋白值下降,白细胞计数增加;尿常规检查见红细胞或肉眼血尿;腹腔穿刺可证实血腹。超声检查确定子宫破裂的部位及胎儿与子宫的关系,用于疑似子宫破裂的诊断。

3.心理-社会评估:先兆子宫破裂时,评估产妇及其家属的情绪变化;产妇得知胎儿已死亡,常感到悲伤、恐惧、痛苦、愤怒等。

五、护理问题

1.疼痛:与强烈的子宫收缩、子宫破裂后血液刺激腹膜有关。

2.潜在并发症:如休克等。

3.有感染的危险:与大出血、多次阴道检查等有关。

4.预感性悲哀:与子宫破裂后胎儿死亡或子宫切除术有关。

六、护理措施

1.一般护理:宣传孕期保健知识,加强产前检查;指导产妇定时排尿,防止膀胱充盈影响伤口愈合。保持外阴清洁,防止感染。指导产妇有效回奶。

2.心理护理:对产妇及其家属的心理反应表示理解,做好解释工作,争取其配合治疗。若胎儿死亡,护理人员应给予心理支持,倾听其内心感受,帮助其度过悲伤阶段。为产妇及其家属提供舒适的环境,更多地陪伴产妇,鼓励产妇合理饮食,尽快恢复体力。

3.观察病情:严密观察子宫收缩、胎心率、腹痛程度及生命体征,注意有无病理缩复环出现,及时发现先兆子宫破裂,并立即报告医生,配合医生做好剖宫产术的术前准备。

4.医护配合

(1)先兆子宫破裂的护理:若出现持续性疼痛、病理缩复环、子宫下段压痛、胎心音异常、排尿困难或血尿等异常情况,应立即报告医生,停止使用宫缩剂及一切操作,测量产妇的生命体征,遵医嘱使用药物抑制子宫收缩,吸氧并迅速做好剖宫产术的准备。

(2)子宫破裂的护理:迅速建立静脉输液通道,给予输血、输液以尽快补足血容量;做好术前各项准备工作;补充电解质及碱性药物,纠正酸中毒;术中、术后严密观察并记录生命体征及液体出入量;急查血红蛋白,评估失血量以指导护理方案;遵医嘱应用大剂量的抗生素防止感染。

七、健康教育

定期产检,及早发现异常胎位、骨盆狭窄等。指导避孕:行子宫修补术的产妇,有子女者,在术前征得产妇及其家属的同意,可术中同时进行输卵管结扎术;对无子女者,应避孕2年后再怀孕,可选用避孕套或避孕药等方法避孕。产妇再怀孕时及时定期产检。

第四节 羊水栓塞

羊水栓塞指在分娩过程中羊水进入母体血液循环,引起肺栓塞、休克、弥散性血管内凝血(DIC)、肾功能衰竭等一系列严重症状的综合征。羊水栓塞是产科严重、危急、凶险的并发症,产妇死亡率达80%以上,也可发生于中期引产或钳刮术时,病情较缓和,极少造成孕妇死亡。多见于高龄产妇、多产妇、子宫收缩过强、急产等。

一、病因

羊水栓塞是由于羊水中的有形物质(胎儿毳毛、角化上皮细胞、胎脂、胎粪等)进入母体血液循环引起。引起羊水栓塞的因素有以下几个方面:

1.子宫收缩过强或强直性收缩:宫缩剂应用不当、难产时子宫强烈收缩等。

2.子宫壁损伤:子宫颈裂伤、子宫破裂、剖宫产术、钳刮术、前置胎盘、胎盘早剥等子宫体或子宫颈有开放的静脉或血窦。

3.其他:死胎、滞产、过期妊娠、巨大胎儿、胎膜早破、多产妇等均可诱发羊水栓塞。

羊水进入母体血液循环有3条途径:①经子宫颈黏膜静脉,分娩时子宫颈黏膜静脉因胎膜与宫壁分离而发生断裂;②经胎盘附着处的静脉血窦,破膜后羊水由胎盘边缘血窦进入;③病理情况下经开放的静脉血窦进入母体血液循环。

二、病理生理

羊水进入母体血液循环后,有形成分直接阻塞肺内小血管,引起肺动脉高压、过敏性休克、弥散性血管内凝血、急性肾功能不全而发生一系列的病理生理变化。

1.肺动脉高压:羊水中的有形成分形成的栓子进入肺循环,在肺部小血管内造成机械性栓塞,同时栓塞心、脑和其他脏器小血管。另外,羊水中大量促凝物质使血液凝固而形成纤维蛋白栓子,阻塞肺毛细血管,并反射性地兴奋迷走神经,产生血管活性物质,使肺血管痉挛,导致肺淤血;造成肺动脉高压、右心衰竭。

2.过敏性休克:羊水中的有形物质成为致敏原,进入母体血液循环引起Ⅰ型变态反应。多数患者首先表现为血压急剧下降,呈急性休克状态,此种病理变化可致产妇突然死亡。

3.弥散性血管内凝血(DIC):羊水中的促凝物质(组织凝血活酶、凝血因子X激活物质、胎粪中胰蛋白酶等)进入母体血液循环,可激活内源性凝血系统,使血管内产生广泛性微血栓,消耗大量的凝血因子及纤维蛋白原。同时羊水中又含活化因子激活纤溶系统,使母体血中的纤维蛋白代谢物增多,血液由高凝状态转变为低凝状态,严重者血液不凝,导致全身有广泛性出血倾向。

4.急性肾功能不全:由于休克和DIC的发生,导致肾脏急性缺血缺氧,引起急性肾功能不全。

三、临床表现

羊水栓塞90%以上的病例发生于分娩过程,尤其是胎儿娩出的前后或滥用宫缩剂后,子宫收缩过强,子宫腔内压增高而致。也可发生于剖宫产术时、术后,或人工流产术、钳刮术、中期引产术及羊膜腔穿刺术时。典型的临床经过可分为休克期、出血期和急性肾功能不全期3个阶段。

1.休克期:出现呼吸困难、循环衰竭及过敏性休克等。胎膜破裂后,产妇突然出现烦躁不安、寒战、呛咳、恶心、呕吐、气急等前驱症状,随之出现呼吸困难、发绀、抽搐、昏迷;产妇面色苍白,脉搏细速,四肢厥冷,血压下降,出现肺底部湿啰音等;严重者发病急骤,甚至没有前驱症状,仅惊叫一声或打一个哈欠,血压迅速下降,于数分钟内迅速死亡。

2.出血期:DIC引起的出血。第1阶段过后,继之发生难以控制的全身广泛性出血,大量阴道流血、切口渗血、全身皮肤黏膜出血,甚至消化道大出血等。产妇可因出血性休克而死亡。

3.急性肾功能不全期:羊水栓塞后期,患者出现少尿、无尿和尿毒症的表现。

以上3个阶段又称羊水栓塞的三大综合症,临床表现基本按顺序出现。暴发型也可三大症候同时出现,有的缓发病例仅表现为某一主要症状,如仅有阴道流血和休克,无明显心肺功能衰竭,给诊断带来困难。钳刮术中出现羊水栓塞可仅表现为一过性呼吸急促、胸闷后出现阴道大量流血。

四、治疗原则

关键在于早期发现,一旦出现羊水栓塞的临床表现,应迅速抢救。原则是及时纠正缺氧、解除肺动脉高压、抗过敏、抗休克、防止DIC与肾功能衰竭。

五、护理评估

1.病史:了解有无发生羊水栓塞的各种诱因,如胎膜早破、人工破膜、前置胎盘、胎盘早剥、子宫收缩过强或强直性子宫收缩、中期引产或钳刮术、羊膜腔穿刺术、急产、子宫颈裂伤、子宫破裂及剖宫产术等。

2.身体评估

(1)症状评估有无出现呛咳、气急、烦躁不安等前驱症状,随即是否出现呼吸困难、发绀、抽搐、昏迷,甚至尖叫一声后呼吸、心搏骤停。

(2)体征检查:有无肺底部湿啰音、心率加快,出血量与休克程度是否成正比,出血是否凝固,有无少尿或无尿等症状。

(3)辅助检查

1)下腔静脉血涂片检查:镜检出现羊水中的有形物质,如胎儿鳞状上皮细胞、毳毛等,是确诊羊水栓塞的依据。

2)床边胸部X线摄片:见弥散性点片状浸润阴影,沿肺门周围呈扇形分布,伴右心扩大。

3)床边心电图检查:示右心房、右心室扩大以及ST段下降。

4)凝血功能检查:DIC各项检查指标异常。

3.心理-社会评估:羊水栓塞发病急骤,病情凶险,产妇感到恐惧和痛苦;因担心胎儿安危而焦虑不安;当产妇及胎儿的生命受到威胁时,家属会感到焦虑,一旦抢救无效,家属无法接受,对医护人员不满、抱怨,甚至愤怒。

六、护理问题

1.气体交换受损:与肺动脉高压、肺水肿有关。

2.组织灌注量不足:与失血及DIC有关。

3.潜在并发症:如休克、DIC、急性肾功能不全。

4.恐惧:与病情危重有关。

七、护理措施

1.预防措施

(1)加强计划生育,警惕前置胎盘、胎盘早剥等诱发因素。

(2)加强产前检查,有胎儿异常、胎位异常及产道异常的孕妇提前住院待产。

(3)严格掌握缩宫素引产的指征、使用方法,防止子宫收缩过强;人工破膜宜在子宫收缩间歇期进行,破口应小、位置低,同时抑制羊水流出的速度;中期引产者,羊膜腔穿刺针宜细,刺入与拔出穿刺针时应放好针芯,防止将羊水带入破裂的血管中,穿刺的次数不应超过3次;钳刮时先刺破胎膜,待羊水流出后再钳夹胎块。

(4)避免损伤性较大的阴道助产及操作手术,子宫口未开全时避免阴道助产术;忽略性横位禁忌内倒转术;人工剥离胎盘困难时,禁用手指强行挖取。

2.心理护理:医护人员应沉着冷静,陪伴、鼓励、支持产妇,使其增强信心;理解和安慰产妇家属,向家属介绍患者病情的严重性,以取得配合。产妇因病情严重抢救无效死亡时,医护人员应尽量给予解释、安慰,帮助产妇家属度过悲伤阶段。

3.急救护理:产妇取半卧位,加压给氧,必要时气管切开;立即停用缩宫素。

4.积极配合治疗

(1)抗过敏遵医嘱立即静脉注射地塞米松20~40 mg,根据病情继续输液维持。

(2)解除肺动脉高压

1)罂粟碱:解除肺动脉高压首选药物,30~90 mg加入10%葡萄糖注射液20 mL缓慢静脉注射。

2)阿托品:心率慢时用阿托品1 mg加入5%葡萄糖注射液10 mL中静脉注射,直至患者面色潮红缓解为止。

3)氨茶碱:氨茶碱50 mg加入25%葡萄糖注射液20 mL缓慢静脉注射,松弛支气管及冠状动脉血管平滑肌。

(3)抗休克

1)补充血容量:首选右旋糖酐静脉滴注,24 h内输入500~1 000 mL;或输入平衡液、新鲜血液。

2)纠正酸中毒:5%碳酸氢钠溶液250 mL静脉滴注。

3)抗心力衰竭:去乙酰毛花苷0.2~0.4 mg加入10%葡萄糖注射液20 mL缓慢静脉注射,必要时1~2 h后重复应用。

4)升压药物:多巴胺或间羟胺。

(4)防治DIC:遵医嘱给予肝素、凝血因子、抗纤溶药物等。一旦确诊,尽早使用肝素,抑制DIC,发病10 min内使用效果更佳。

(5)防治肾功能衰竭:在血容量不足出现少尿时,用20%甘露醇250 mL快速静脉滴注。

(6)预防感染:应用对肾脏毒性小的广谱抗生素,剂量要足,以控制感染。

(7)产科处理:原则上待病情好转后,去除病因,迅速结束分娩,以阻断羊水继续进入母体血液循环。第1产程发病者,考虑剖宫产术。第2产程发病者,抢救产妇的同时行阴道助产术,产后出现无法控制的大出血,在抢救休克的同时进行子宫全切术。钳刮术时发生羊水栓塞,应立即停止手术并积极进行抢救。

八、健康教育

(1)患者病情稳定后共同制订康复计划,讲授保健知识。

(2)增强营养,加强锻炼,嘱产后42天按时检查。查尿常规,了解肾功能恢复情况。

(3)有生育要求的患者,应指导其选择合适的避孕方法,1年后方可受孕。

第五章　女性生殖系统肿瘤的护理

第一节　腹部手术的一般护理

女性生殖系统是肿瘤的好发部位,腹部手术治疗是各种女性生殖系统肿瘤常用的治疗方法。对于患者而言,腹部手术既是肿瘤治疗的一种重要手段,也是一种大的创伤。在手术治疗的过程中,不但会引起患者的一系列生理和心理变化,也可能会出现各种手术并发症。充分的术前准备和精心的术后护理,并使患者保持良好的生理和心理状态,是顺利度过围手术期、促进其早日康复的关键。

一、腹部手术的种类

(1)按手术的缓急程度分类,有择期手术、限期手术和急诊手术。

(2)按手术范围分类,有剖腹探查术、附件切除术、次全子宫切除术、全子宫切除术、全子宫及双侧附件切除术、子宫根治术、剖宫产术。

二、手术前护理

1.心理护理:介绍病房环境,消除患者因环境改变导致的紧张和焦虑情绪;介绍疾病及护理相关知识、术前麻醉和手术过程。妇科手术可能影响患者术后的生育功能及性激素分泌,常常会造成患者对自我女性形象的定义出现紊乱,难以接受,应根据实际情况做好解释工作,促进其心理调适,减轻紧张、焦虑、恐惧等不良情绪,使患者安心配合治疗。教会患者自我放松的方法,如深呼吸、听音乐、读报、练习瑜伽等,鼓励与手术后恢复良好、性格乐观的其他患者交流,避免与焦虑患者接触。积极发挥患者家庭系统的支持功能。

2.睡眠和休息指导:良好的身心状态是手术成功进行的关键。术前需要良好、充足的睡眠。护士应合理安排治疗和护理操作时间,尽量避免夜间唤醒患者。提供舒适的床位,指导科学的诱导睡眠方法,如听音乐、温水泡脚、喝热牛奶等,避免饮用咖啡、浓茶等。必要时可使用催眠、镇静药物,注意观察和记录效果。术前有阴道流血的患者应多卧床休息,以减少体力消耗。

3.饮食指导:术前的营养状况对术后恢复有很大影响。术前应指导患者进食高蛋白质、高维生素、高热量饮食。摄入不足的患者给予支持疗法,改善和维持营养。对阴道流血导致贫血的患者,应及时补充铁剂,纠正贫血状态,必要时可输血治疗。

4.锻炼指导:为了使患者能更好地适应术后的各种改变,减少术后并发症的发生,术前应进行各种功能锻炼指导。

(1)呼吸训练:指导患者学会胸式呼吸及术后有效咳嗽方法。尤其是老年人,学会有效的咳嗽和排痰方法,有利于预防术后坠积性肺炎的发生。

(2)疼痛:强烈疼痛可使患者血压升高、心跳加快、心律失常、呼吸急促、出汗、肌肉紧张、恶心、呕吐,严重地影响患者手术的恢复,增加术后并发症的发生。术前应讲解术后疼痛的原因及应对措施(如胸式呼吸、半卧位、限制腹部活动、双手按住切口两侧等)。

(3)翻身和起床:术后早期活动是避免下肢静脉血栓形成的有效方法,有利于术后康复。术前指导患者掌握翻身、起床和活动的技巧,并进行练习。

(4)排泄:术前应指导患者在床上练习使用便器。

5.观察及处理:注意观察生命体征及病情变化情况,若发生阴道大出血,则应立即通知医生,做好应急处理的准备工作,配合医生进行抢救。手术前治疗各种内科并发症,使机体保持在有利于手术的最佳状态。

6.做好术前准备:做好术前准备,有助于降低手术时感染率。护士应根据手术日程安排,进行相应的术前准备工作。

(1)皮肤准备:手术前1天进行备皮。备皮范围上起剑突下缘,下至两大腿上1/3,左右到腋中线,剃去阴毛。备皮时动作要轻柔,避免损伤皮肤,增加感染机会。备皮完成后用温水洗净、拭干。脐部可用沾有液体石蜡的棉签清洁后再用酒精棉签擦拭。

(2)阴道准备:阴道冲洗时动作应轻柔,注意遮挡。术前1天冲洗阴道2次,全子宫切除的患者要在第2次冲洗后,在子宫颈口及阴道穹窿部涂1%龙胆紫,作为手术时切除子宫颈的标记。未婚或伴有阴道流血者可不进行阴道冲洗,改用0.5%氯己定酊擦洗阴道。

(3)肠道准备:肠道准备的目的是使肠道空虚、暴露手术野、减轻或防止术后肠胀气;防止手术麻醉药物使肛门括约肌松弛,导致大便污染手术台;同时,也给可能涉及的肠道手术做好准备。术前8h开始禁食,4h开始禁饮,以免手术过程中牵拉内脏,导致自主神经兴奋,引起恶心、呕吐。根据病情需要,遵医嘱在手术前1天或3天进行肠道准备。

手术不涉及肠道,如子宫全切除术、子宫肌瘤切除术等,术前1天吃软食、易消化的半流质食物,口服导泻剂(如番泻叶水、蓖麻油、甘露醇、硫酸镁等),或肥皂水灌肠1~2次,患者能大便3次以上,直至无大便残渣。

手术可能涉及肠道(如卵巢癌有肠道转移)者,应从术前3天开始,进食无渣半流质饮食,遵医嘱给予肠道抗生素,如庆大霉素8万U,每日3次,减少肠道细菌。术前1天进食流质饮食,手术当日清晨做清洁灌肠,直至排出的灌肠液中无大便残渣。目前临床上常用口服缓泻剂代替多次灌肠。对老年、体弱者要根据个体情况给予药物用量,防止腹泻导致脱水。

(4)术前其他准备:

①术前1天下午指导患者沐浴,换好病号服,修剪指甲,做好个人卫生。

②术前1天晚8时给予镇静安眠药(地西泮10 mg,肌内注射),保证患者睡眠。

③术前1天抽血做血型及交叉配血试验。

④术前1天根据患者有无药物过敏史及治疗的需要,做药物敏感试验,做好记录。

⑤手术当日晨起,取下患者活动义齿、发夹、首饰及贵重物品等交家属或护士长保管。备好患者去手术室携带的物品(如病历,术中用药等),核对后交给手术室护士。为了避免术中损伤膀胱,手术当日放置导尿管,保持引流通畅。术前半小时给基础麻醉药,通常为苯巴比妥(鲁米那)或阿托品等,以缓解患者的紧张情绪及减少腺体的分泌。根据手术种类和麻醉方式,铺好麻醉床,准备好监护仪器及其他用物。

三、手术后护理

通过手术后护理,观察从麻醉状态恢复的情况,及时评估、预防或及早发现手术后出血、切口感染等手术后并发症,促进患者手术后尽快康复。

1.手术后麻醉的护理

(1)体位:患者返回病室后,全身麻醉患者取去枕平卧位,头偏向一侧,防止呕吐物进入气管。硬膜外麻醉的患者去枕平卧6～8 h,蛛网膜下腔麻醉(简称腰麻)患者去枕平卧12～24 h。如若患者病情无特殊变化,则术后次日可取半卧位。由于腰麻穿刺针孔需2周才能愈合,所以腰麻的患者术后应平卧一段时间,避免因脑脊液经穿刺部位不断外漏而引起头痛。

(2)观察患者手术后意识及知觉的恢复情况。

2.病情观察

(1)监测生命体征:手术后24 h内病情变化快,护士应密切观察生命体征变化,及时测量并准确记录。术后每15～30 min测1次血压、脉搏和呼吸,连续6次平稳后,改为每4～6 h测1次,24 h以后每日测4次,正常后再测3天。术后应每天测体温4次,由于机体对手术创伤的反应,术后1～3天体温稍有升高,但一般不超过38 ℃,如果体温持续升高,或正常后再次升高,应观察有无切口、泌尿道等部位的感染。

(2)切口的观察和护理:

①观察切口异常情况:观察腹部切口有无异常出血、渗液、感染等征象。保持切口敷料的干燥。应告知全子宫切除术后的患者,术后7～14天,阴道残端切口处因肠线吸收出现少量阴道出血,无须处理,如果出血量多于月经量,则应及时就诊。

②切口疼痛的护理:指导患者应用自控止痛泵;术后12～24 h患者应半坐卧位,其不仅有利于引流防止感染,而且半卧位时腹肌松弛、肌张力下降可减轻伤口疼痛,还有利于呼吸及排痰,可减少肺部并发症的发生;指导患者运用缓解疼痛的方法,如与人谈话、深慢呼吸、听音乐、看书等,以分散其注意力;指导患者运用术前训练的方法进行有效呼吸:使用胸式呼吸,咳嗽时按压伤口两侧,向中间轻推,以减轻由于肌张力增加引起的伤口疼痛;伤口疼痛严重时要查找原因,遵医嘱给予止痛药。

3.各种导管的观察和护理:应保持各种导管的通畅,观察导管流出液的性质及量,认真记录。

(1)引流管的护理:妇科手术后多放置阴道引流管和(或)腹腔引流管,目的是引流出腹腔及盆腔内渗血、渗出液,防止感染及观察有无内出血和吻合口愈合情况。一般术后24 h内引流液不超过200 mL,若术后24 h内引流液每小时大于100 mL并为鲜红色时,应考虑有内出血,须立即报告医生。引流管应每日更换并严格执行无菌操作,及时评估和发现感染征象。一般情况下,24 h引流液小于10 mL且患者体温正常可考虑拔除引流管。如发现引流液呈脓性或呈淡黄色等异常情况,要及时报告医生进行处理。

(2)留置导尿管的护理:

①放置时间:一般妇科手术,留置2天;全身麻醉下腹腔镜手术,留置6 h;阴式全子宫切除术,留置5天。

②留置期间护理:留置导尿管期间应常规每日会阴擦洗2次,保持局部清洁,鼓励患者多饮水,防止泌尿道的逆行感染;注意观察尿液的量、质、色,以判断有无输尿管及膀胱的损伤。

③拔除导尿管的护理:导尿管拔除后,协助患者排尿,观察膀胱功能恢复情况。

4.休息与活动指导:术后保证良好、充足的睡眠,合理的运动。鼓励患者按照术前已掌握的翻身、起床和活动的技巧,尽早活动,有利于减少术后下肢静脉血栓发生的机会,促进胃肠蠕动,减少肠胀气和肠粘连的发生。术后应根据个人实际情况进行调整,逐渐增加活动量。

(1)翻身方法:右脚放平,左脚屈膝,握住床栏杆,以协助自行翻身向右侧;反之,则可以翻向左侧。翻身侧卧后,上面的脚弯曲至最大极限,并用枕头支垫。

(2)下床方法:以翻身的方法侧卧,以一只手支撑起身体,双脚移下床。

(3)术后活动量的建议如下:患者术后 6 h 开始每 2 h 翻身一次,术后 1~2 天在床上休息时,取半卧位,床头摇高 30°,床尾摇高 15°,利于伤口愈合、炎症局限、疼痛缓解。拔导尿管后可适当下床活动。

①术后 1 天:活动下肢,床上翻身。

②术后 2 天:床边活动,每次活动时间为 10~15 min。

③术后 3 天:增加下床活动次数,时间可适当延长至 20~30 min。

④术后 4 天:生活基本可以自理,如有不适需立即卧床休息。

5.饮食指导:术后应摄入营养丰富、高蛋白质、富含维生素、高热量而且易消化的食物,以利于术后伤口的愈合和身体的复原。涉及肠道的手术患者,术后应禁食,排气后才能进流质饮食,然后逐步过渡到半流质饮食、普通饮食。其他患者可在术后 6h 进流质饮食,避免食用牛奶、豆浆、糖等产气食物,以免肠胀气。肛门排气以后,改流质饮食为半流质饮食,以后逐步过渡到普通饮食。

6.常见并发症的护理

(1)尿潴留:由于患者不习惯床上排尿或留置导尿管的机械性刺激,导致患者在导尿管拔出后发生尿潴留。术前床上训练排便和拔导尿管前夹管训练膀胱功能,有助于减少尿潴留的发生。对尿潴留的患者可采取听流水声、增加液体摄入量、协助患者坐位排尿等措施,促进排尿。如果以上措施无效,需再导尿。

(2)腹胀:术后腹胀是由于麻醉造成肠管暂时麻痹而使过多气体积聚于肠腔而又不能从肛门排出造成。患者在术后 48 h 排气标志肠蠕动恢复。超过 48 h 未排气的患者应注意观察有无腹胀及腹胀的程度,查找原因并进行处理。可采取热敷、肛管排气、针灸、皮下注射新斯的明(0.5 mg)等措施刺激肠蠕动,缓解腹胀。劝慰患者尽量不要呻吟,未排气之前不要食用易产气食物,以免增加肠内积气。鼓励患者早期下床活动,有利于肠蠕动恢复,可预防或减轻腹胀。

(3)便秘:由于麻醉和术后活动减少,胃肠蠕动减弱,容易发生便秘。鼓励患者多活动,饮食上注意多饮水、多吃蔬菜、水果,保持大便通畅,避免用力大便造成切口疼痛、切口裂开或愈合不良。必要时给予麻仁丸、液体石蜡、番泻叶等缓泻剂。

7.出院患者的健康教育

(1)饮食:术后出院患者应保证富有营养、均衡合理的饮食。逐步增加食量,多吃新鲜水果和蔬菜。

(2)休息与活动:术后保证充足睡眠,适度运动。活动的时间及活动量,要依照患者实际情况量力而行、循序渐进。手术半个月之后可以进行如散步、保健操、太极拳等活动。

(3)术后伤口护理指导:注意观察有无发热及伤口红、肿、异常出血情况,一旦发现,应及时就诊。全子宫切除术后 7~14 天因阴道断端肠线吸收有少量阴道流血,一般出血量较少,多于月经量时要及时诊治。

(4)根据不同患者、不同的疾病和治疗特点,对健康人群做疾病预防宣教,对出院患者做术后随访指导。

(5)腹部伤口术后7天拆线后可淋浴。子宫肌瘤剔除术、卵巢囊肿剔除术后1个月,全子宫切除术后3个月,禁止性生活和盆浴。

(6)妇科手术患者出院后1个月至一个半月时应到医院复查。

第二节 宫颈癌

宫颈癌是最常见的妇科恶性肿瘤,是女性除乳腺癌以外居第2位的恶性肿瘤。原位癌高发年龄为30～35岁,浸润癌为50～55岁。由于宫颈癌有较长的癌前病变阶段,且近40年来宫颈癌筛查方法得到普遍应用,宫颈癌和癌前病变得以早期发现、及时治疗,故发病率和死亡率呈现明显的下降趋势。

一、病因

宫颈癌真正的病因目前尚不清楚。目前的研究认为,引发宫颈癌的因素有生物学因素、行为因素、遗传因素。

1.生物学因素:生物学因素包括各种微生物的感染。人乳头瘤病毒(HPV)感染是宫颈癌的主要致病因素。目前已知HPV有多种亚型,高危型HPV-16、高危型HPV-18可以导致宫颈上皮细胞周期控制失常而发生癌变。90%以上宫颈癌伴有高危型HPV感染。此外,慢性宫颈炎、淋病、艾滋病、单纯疱疹病毒Ⅱ型、巨细胞病毒、滴虫等感染,也可增加对HPV的易感性,从而与宫颈癌发生有一定关系。

2.行为因素:行为因素包括性行为、怀孕和分娩的次数、口服避孕药、吸烟等。

(1)性相关因素:初次性生活年龄低于16岁、早年分娩、多产等与宫颈癌发生密切相关。青春期宫颈发育尚未成熟,对致癌物较敏感。分娩次数增多,宫颈创伤概率也增加,分娩及妊娠期内分泌和营养也有改变,患宫颈癌的危险性增加。孕妇免疫力较低,HPV-DNA检出率很高。与有阴茎癌、前列腺癌或其性伴侣曾患宫颈癌的高危男子性接触的妇女也易患宫颈癌。

(2)其他:长期口服避孕药、吸烟易患宫颈癌。

3.遗传因素:有家族史者患病概率比正常人高4.7～7倍,一旦感染HPV,更容易发生癌变。

在诱发宫颈癌的3个危险因素中,各种微生物的感染是关键因素,其中HPV感染最为主要。宫颈癌的发生最终可归纳为致癌因子、性行为和易感(包括未成熟的)上皮3个环节。致癌因子可以通过性行为接种到宫颈易感上皮(如未成熟或病变的宫颈上皮),发生宫颈癌前病变(CIN),最终导致癌变。

二、宫颈癌的发生

宫颈上皮由宫颈阴道部的复层鳞状上皮和宫颈管的柱状上皮共同组成,两者在宫颈外口的交接处,称为原始鳞状-柱状上皮交接部。此部位随体内雌激素水平变化发生移行:新生女婴、妊娠期妇女体内雌激素水平增多,使柱状上皮外移;而幼女期、老年期妇女雌激素水平降低可使此部位内移。这种随体内雌激素水平变化而发生移位的部位称为生理性鳞状-柱状上皮交接部。

宫颈癌在宫颈阴道部和宫颈管部皆可发生,但好发于宫颈外口原始鳞状-柱状上皮交接部和生理性鳞状-柱状上皮交接部的移行区,宫颈后唇较多见,宫颈管次之,前唇又次之。

三、病理

宫颈癌以鳞状上皮细胞癌为主,占80%～85%;腺癌占15%～20%;腺鳞癌占3%～5%。最初,肿瘤仅局限于子宫颈黏膜上皮层内,没有浸润,称为原位癌。当肿瘤侵入黏膜下间质时,称为浸润癌。原位癌时宫颈大致正常,早期浸润性癌的病变常限于宫颈某一处,稍隆起,横径多在1cm以下,发红、发硬、触之易出血。若发生在宫颈管内,一般不易发现,当宫颈癌进一步发展到一定程度,外观表现可有如下4种不同类型:菜花状或乳头状型(最多见)、内生型、宫颈管型和溃疡型。不论何种类型,晚期均可产生溃疡,由于肿瘤组织大块坏死与脱落,此时宫颈原形大部分或全部消失,呈火山口样。

宫颈癌的转移途径主要为直接蔓延及淋巴转移,血行转移极少见。

四、临床表现

宫颈癌早期常无明显症状和体征,宫颈管型患者因宫颈外观正常易漏诊或误诊。随病变发展,可出现以下表现。

1.症状

(1)阴道流血:早期多为接触性出血;晚期为不规则阴道流血。出血量根据病灶大小、侵及间质内血管的情况而不同,若侵蚀大血管可引起大出血。老年患者常为绝经后不规则阴道流血,年轻患者可表现为经期延长、月经量增多。

(2)阴道排液:多数患者阴道有白色或血性、稀薄如水样或米泔状、有腥臭的渗出液。晚期患者因肿瘤组织坏死伴感染,可有大量米汤样或脓性恶臭白带。

(3)晚期症状:根据肿瘤累及范围不同,出现不同的继发症状,如尿频、尿急、便秘、下肢肿痛等;肿瘤压迫或累及输尿管时,可引起输尿管梗阻、肾盂积水及尿毒症;晚期出现贫血、恶病质等全身衰竭症状。

2.体征:原位癌及微小浸润癌可无明显病灶,宫颈光滑,随病情发展可出现不同体征。菜花状或乳头状型宫颈癌宫颈可见息肉状、菜花状赘生物,常伴感染,质脆、易出血;内生型宫颈癌表现为宫颈肥大、质硬、宫颈管膨大;晚期癌组织坏死脱落,形成溃疡或空洞伴恶臭。阴道壁受累时,可见赘生物生长或阴道壁变硬;宫旁组织受累时,双合诊检查、三合诊检查可扪及宫颈旁组织增厚、呈结节状、质硬或形成"冰冻骨盆"。

五、治疗原则

采用以手术和放疗为主、化疗为辅的综合治疗方案。

1.手术治疗:主要用于早期宫颈癌(Ⅰa～Ⅱa期)患者,优点在于年轻患者可保留卵巢及阴道功能。可根据患者年龄、有无生育要求等情况,选择宫颈锥切术、全子宫切除术、根治性子宫切除术及盆腔淋巴结切除术等不同的手术方式。

2.手术和放疗:病灶较大时,可以先行术前放疗,使病灶局限再进行手术。

3.放疗:放射治疗适用于Ⅱb~Ⅳ期或不能耐受手术的患者,或作为手术治疗后病理检查发现有高危因素患者的辅助治疗。

4.化疗:主要用于晚期或复发转移的患者。

六、护理评估

1.病史:详细了解患者有无接触性出血、异常阴道流血情况;评估患者有无患病的高危因素存在,如慢性宫颈炎的病史及是否有HPV、巨细胞病毒或滴虫等的感染;婚育史、性生活史、高危男性性接触史等;了解疾病的发病及诊治过程;有无药物过敏史。

2.身体评估

(1)症状:评估患者有无妇科检查或性交后的接触性出血及阴道出血的时间、量、色等;阴道排液的性状、气味;有无邻近器官受累的症状;有无疼痛、疼痛的部位、性质、持续时间等;全身有无贫血、消瘦、乏力等恶病质表现。

(2)体征:评估妇科检查结果,如宫颈有无异常,如糜烂或赘生物、出血、肥大、质硬、宫颈管外形如桶状等。

(3)辅助检查

1)宫颈刮片细胞学检查:宫颈癌筛查的主要方法。

2)宫颈和宫颈管活组织检查:确诊宫颈癌及宫颈癌前病变的最可靠依据。宫颈有明显病灶,可直接在癌灶取材;宫颈无明显癌变可疑区时,可在宫颈3、6、9、12点4处取材或在碘试验、阴道镜下取材做病理检查。所取组织应包括间质及邻近正常组织。宫颈刮片阳性,但宫颈光滑或宫颈活检阴性,应用小刮匙搔刮宫颈管,刮出物送病理检查。

①碘试验:正常宫颈或阴道鳞状上皮含有丰富的糖原,可被碘液染为棕色,而宫颈管柱状上皮、宫颈糜烂及异常鳞状上皮区(包括鳞状上皮化生、不典型增生、原位癌及浸润癌的区域)均无糖原存在,所以不着色。临床上用阴道窥器暴露宫颈后,擦去表面黏液,以碘液涂抹宫颈及阴道穹窿,不着色区取活组织送病理检查。

②阴道镜检查:阴道镜可协助选择进行宫颈活体组织检查的部位。在阴道镜检查的协助下取活体组织检查,早期宫颈癌的诊断准确率可达到98%左右。但阴道镜检查不能代替宫颈刮片细胞学检查及宫颈和宫颈管活体组织检查,也不能发现宫颈管内病变。

3)宫颈锥切术:在宫颈和宫颈管活体组织检查不能肯定有无浸润癌时,可进行宫颈锥切术。但目前诊断性宫颈锥切术已很少采用。

3.心理—社会评估:了解患者及其家属对于患病及治疗的心理反应,评估患者和家属是否具备良好的应对机制。找出具体问题,对问题出现的原因进行详细的分析。

七、护理问题

1.恐惧:与确诊为恶性肿瘤有关。

2.知识缺乏:与缺少宫颈癌术前、术后相关知识有关。

3.有感染的危险:与腹部伤口、留置导尿管、引流管有关。

4.自我形象紊乱:与手术摘除子宫或卵巢导致雌激素分泌不足等引起的性别认同感下降有关。

八、护理措施

1.心理护理:宫颈癌大多数能够被早期发现,早期得到治疗。但是宫颈癌作为一种恶性肿瘤,仍会引起患者及其家属较为强烈的心理反应。护士应对患者疾病的总体情况详细评估,分析原因,告知患者宫颈癌相应的诊疗和护理过程、可能出现的不适,指导患者掌握有效应对措施(如向家属、朋友倾诉及培养兴趣爱好,以转移对疾病的过多关注等)。与患者家属沟通,获得其支持与配合。可以介绍性格乐观、治疗效果好的患者与其交谈,增强其战胜疾病的信心。

2.医护配合

(1)按照常规做好患者术前的各项护理和功能锻炼指导。菜花状或乳头状型宫颈癌患者术前应行阴道低压冲洗,动作轻柔以免损伤宫颈癌组织而引起大出血。

(2)术后注意观察患者生命体征、切口情况,做好各种引流管的护理,指导患者正确安置体位、恢复饮食及适度运动。

(3)手术治疗:手术治疗是宫颈癌首选的治疗方案。当手术涉及范围较大时,可能会损伤支配膀胱的神经组织,造成神经性膀胱麻痹,影响膀胱正常张力,使膀胱功能恢复受到影响,所以术后应保留导尿管1~2周,有的可达3周。应指导患者进行缩肛运动,在拔导尿管的前3天开始夹尿管锻炼膀胱肌肉,减少拔导尿管后尿潴留的情况发生。拔导尿管后,应鼓励患者饮水、排尿,3次正常排尿后测膀胱内残余尿量,低于100 mL为合格,大于100 mL或患者不能自主排尿的,需重新留置导尿管,保留3~5天后,再拔导尿管导出残余尿液,直至残余尿量少于100 mL。

(4)对术前进行放疗或癌症晚期进行化疗的患者,做好放疗、化疗相应的护理。

(5)对晚期癌症患者做好症状护理,注意观察病情的变化,发生阴道大出血的应及时报告医生进行抢救;有大量米汤样或恶臭脓样阴道排液的患者,可用1:5000高锰酸钾溶液擦洗阴道。擦洗时动作应轻柔,以避免引起大出血;有持续疼痛者可选用止痛剂;出现全身恶病质表现的患者,应加强护理,预防肺炎、口腔感染、压疮等并发症的发生。

九、健康教育

1.术后随访指导:50%的宫颈癌患者在治疗后1年内复发,75%~80%的宫颈癌患者在治疗后2年内复发。治疗后2年内应密切监测,每3个月复查1次;3~5年内每6个月复查1次;第6年开始每年复查1次。随访内容包括盆腔检查、阴道刮片细胞学检查、胸部X线摄片及血常规检查等。术后半年禁止性生活。

2.防癌的宣教:结合宫颈癌的致病因素,对健康人群做好防癌的宣教,早期发现并及时诊治宫颈癌的癌前病变,阻断宫颈癌的发生。

(1)开展性卫生教育,注意性卫生,避免无保护性生活。

(2)提倡晚婚少育。

(3)积极治疗宫颈慢性炎症和各种性传播疾病。

(4)HPV阳性患者应每年至少随访1次。

(5)重视高危人群(如发生性行为年龄过早、性生活紊乱、多个性伴侣、高危男性性伴等),有异常症状者及时就医。

(6)对发生性行为时间不少于3年的女性进行宫颈癌的筛查,以期早发现、早诊断、早治疗。

第三节　子宫肌瘤

子宫肌瘤是女性生殖系统最常见的良性肿瘤,主要由子宫平滑肌细胞增生而成,其中有少量纤维结缔组织,所以也称为子宫平滑肌肌瘤。常见于30~50岁妇女,20岁以下少见,40~50岁发生率最高。很多患者因子宫肌瘤体积较小或无症状而不易发现,临床报道的子宫肌瘤发病率远低于子宫肌瘤真实发病率。随着B型超声等影像技术的发展及广泛应用,近年来有很多无症状的子宫肌瘤患者被发现。

一、病因

子宫肌瘤形成及生长的确切病因尚未明了。

因子宫肌瘤好发于生育年龄,青春期前少见,妊娠期生长迅速,绝经后萎缩或消退,提示其发生可能与女性性激素相关。有的研究发现,子宫肌瘤组织中雌二醇和雌激素受体浓度明显高于其周边肌组织,故认为子宫肌瘤组织局部对雌激素的高敏感性是子宫肌瘤发生的重要因素之一。此外,孕激素有促进子宫肌瘤有丝分裂活动、刺激子宫肌瘤生长的作用。

二、病理

1.局部检查:子宫肌瘤可单发,但常为多发性。大小不一,大的可达足月妊娠子宫大小,小的只有米粒大小,甚至只有在显微镜下才能识别。子宫肌瘤为实质性、球形包块,表面光滑,质硬,子宫肌瘤压迫周围肌壁纤维形成假包膜。

2.显微镜镜检:显微镜下可见排列成漩涡状或栅状的平滑肌细胞和不等量的纤维结缔组织。

子宫肌瘤的供血来自子宫肌瘤的假包膜。血管呈放射状排列穿入假包膜供给子宫肌瘤营养,子宫肌瘤生长越快、越大,血管越容易受压而引起循环障碍,子宫肌瘤缺血,发生各种退行性病变。常见的子宫肌瘤变性有玻璃样变性(又称透明变性,最常见)、囊性变、红色样变、肉瘤样变和钙化。

三、分类

(1)按照子宫肌瘤所在部位不同,分为宫颈肌瘤和宫体肌瘤。子宫肌瘤可以发生于子宫的任何部位。绝大多数发生于宫体部(90%),发生于宫颈部的约占10%。

(2)按照子宫肌瘤与子宫肌壁的关系,分为肌壁间肌瘤、浆膜下肌瘤和黏膜下肌瘤。子宫肌瘤原发于肌层,在不断长大的过程中,可以朝不同方向发展,从而改变与肌层的关系。①肌壁间肌瘤:子宫肌瘤位于子宫肌层内,周围被肌层包围,最多见,占60%~70%。②浆膜下肌瘤:子宫肌瘤向子宫浆膜方向发展,并突出于子宫表面,子宫肌瘤表面仅由子宫浆膜覆盖,约占20%。③黏膜下肌瘤:子宫肌瘤向宫腔方向生长,突出子宫腔,表面仅为黏膜层覆盖,占10%~20%。若子宫肌瘤突入阔韧带,则称为阔韧带肌瘤。

四、临床表现

1.症状:与子宫肌瘤大小、数目关系不大,与子宫肌瘤生长的部位、有无变性相关。患者常无明显症状,多数仅在体检时偶然发现。

(1)月经量增多及经期延长:多见于大的肌壁间肌瘤及黏膜下肌瘤。子宫肌瘤使宫腔增大,子宫内膜面积增加并影响子宫收缩,此外,子宫肌瘤可能使肿瘤附近的静脉受挤压,导致子宫内膜静脉丛充血与扩张,从而引起月经量增多、月经期延长。黏膜下肌瘤伴有坏死、感染时,可有不规则阴道流血或血样脓性排液。

(2)腹部包块:多见于肌壁间肌瘤,当子宫肌瘤较小时在腹部摸不到包块,当子宫肌瘤逐渐增大使子宫超过3个月妊娠大时可从腹部触及,尤其在清晨,膀胱充盈将子宫推向上方时更明显。包块常位于下腹部正中,少数偏于一侧,质地硬,形状不规则。

(3)白带增多:肌壁间肌瘤使宫腔面积增大,内膜腺体分泌增多,伴有盆腔充血,致使白带增多;黏膜下肌瘤一旦感染,可有大量脓样白带。若有溃烂、坏死、出血时,可有血性或脓血性、有恶臭的阴道溢液。

(4)其他:

①贫血:黏膜下子宫肌瘤患者长期月经过多,可引发继发性贫血。

②不孕或流产。

③压迫症状:子宫前壁下段肌瘤可压迫膀胱引起尿频、尿急;宫颈肌瘤可引起排尿困难、尿潴留;子宫后壁肌瘤(峡部或后壁)可引起下腹坠胀不适、便秘等症状。阔韧带肌瘤或宫颈巨型肌瘤向侧方发展,嵌入盆腔内压迫输尿管使上泌尿道受阻,形成输尿管扩张甚至发生肾盂积水。

④疼痛:常见下腹坠胀、腰酸背痛,月经期加重。肌瘤红色样变时有急性下腰痛,伴呕吐、发热及局部压痛;浆膜下肌瘤蒂扭转可有急性腹痛;黏膜下肌瘤由宫腔向外排出时也可引起腹痛。

2.体征:体积大的子宫肌瘤可在下腹部扪及实质性不规则肿块。妇科检查:子宫均匀或不规则增大、质硬,或明显触及表面不规则的单个或多个结节状突起。浆膜下肌瘤可扪及单个实质性球状肿块与子宫有蒂相连。黏膜下肌瘤位于宫腔内者子宫均匀增大;脱出于宫颈外口者,内窥镜检查即可看到宫颈口处有肿物,粉红色,表面光滑,宫颈四周边缘清楚。若伴感染时可有坏死、出血及脓性分泌物。

五、治疗原则

根据患者年龄、有无生育要求、症状及子宫肌瘤的部位、大小、数目,选择合适的治疗方案。可采取保守治疗和手术治疗。

1.保守治疗

(1)随访:每3~6个月随访1次。适用于子宫肌瘤体积小、无症状、近绝经期妇女。

(2)药物治疗:常用促性腺激素释放激素激动剂或米非司酮。适用于症状轻、近绝经年龄或全身情况不宜手术者。

2.手术治疗

(1)子宫肌瘤切除术:希望保留生育功能的患者,可经腹或腹腔镜下切除子宫肌瘤,黏膜下肌瘤可经阴道或宫腔镜下切除。

(2)子宫切除术:不要求保留生育功能或有恶变可能的患者,可行子宫切除术。

六、护理评估

1.病史:询问患者一般情况,评估月经史、婚育史;询问有无长期使用雌激素类药物;了解患者疾病诊疗过程及用药情况;有无药物过敏史。

2.身体评估

(1)症状:评估有无月经异常、腹部肿块、白带增多或贫血、腹痛等临床表现,了解出现症状的时间及具体表现。

(2)体征:了解妇科检查结果,子宫是否均匀或不规则增大、变硬,阴道有无子宫肌瘤脱出等情况。

(3)辅助检查:B型超声检查是子宫肌瘤常用的辅助诊断方法,也可采用宫腔镜检查、腹腔镜检查等方法协助诊断。

3.心理-社会评估:评估各种临床症状对患者造成的心理影响;了解患者及其家属对疾病诊断和治疗的反应,并对患者的社会支持系统情况进行评估。

七、护理问题

1.有感染的危险:与长期反复出血造成贫血、机体抵抗力下降有关。

2.焦虑:与反复阴道流血、担心影响生育有关。

3.知识缺乏:缺乏子宫肌瘤治疗、护理的相关知识。

4.活动无耐力:与子宫肌瘤导致的月经量异常增多、贫血有关。

八、护理措施

1.一般护理:提供安静、舒适的休养环境,保证患者充足睡眠;为患者提供高热量、高蛋白质、高维生素、含铁丰富的食物;协助患者术后早期下床活动,保持会阴清洁干燥,每天擦洗2次。

2.心理护理:子宫肌瘤作为常见的妇科良性肿瘤,预后较好,患者确诊后很少有强烈的恐惧心理。但对疾病本身和治疗过程中可能引起的各种问题的担心,使患者长时间处于一种焦虑状态。护士可以通过对疾病的治疗及护理过程、治疗可能出现的躯体解剖和功能改变进行相应的解释或说明,为患者提供表达内心感受的机会,并促进家庭支持系统的合作,减轻焦虑和紧张等不良情绪。

3.病情观察:阴道出血较多、需要住院治疗的患者,要注意观察贫血的程度;保留会阴垫,准确评估阴道出血量;进行外阴擦洗,每日2次、注意严格执行无菌操作;观察生命体征变化,及时发现感染、休克等异常情况。

4.医护配合

(1)协助完成各项辅助检查(如B型超声、血常规、交叉配血等),指导患者如何进行相应的配合。

(2)手术治疗的患者,做好围手术期的各项护理。

(3)药物治疗时,注意观察用药后的不良反应。服用铁剂的患者,做好用药指导。

(4)突然发生急性腹痛、体温升高的子宫肌瘤患者,应配合做好术前准备。

九、健康教育

(1)宣传月经保健知识,提高患者自我保护意识,及早就诊。

(2)对于随访者,告知随访的目的、时间和联系方式,确保患者能够按时随访,以便根据病情变化进行治疗方案的调整。

(3)对于药物治疗的患者,要讲明用药目的、药物名称、使用剂量、方法、可能出现的副作用及应对措施。

(4)全子宫切除术后患者,若术后7~14天出现阴道流血,多为阴道残端肠线吸收所致,出血量不多时可先观察,如果出血量较多,需要到医院进行检查和处理。术后1个月应到医院随访,检查术后伤口的愈合情况。

(5)患者出院后,应加强营养,适当运动,经期注意休息,避免疲劳。

第四节 子宫内膜癌

子宫内膜癌又称子宫体癌,是发生于子宫内膜的一组上皮性恶性肿瘤,以腺癌最常见,占女性全身恶性肿瘤的7%,占生殖道恶性肿瘤的20%~30%。近年来,子宫内膜癌发病率在世界范围内呈上升趋势。子宫内膜癌好发于绝经后的妇女,75%发病于50岁后,20%发生于40~50岁,5%发生于40岁以下,极少数发生于20岁左右女性。平均发病年龄为60岁左右。

一、病因

子宫内膜癌的病因尚不清楚。

子宫内膜癌有非雌激素依赖型和雌激素依赖型2种。非雌激素依赖型,发病与雌激素无明确关系,病理形态属少见类型,多见于老年体瘦妇女,肿瘤恶性程度高,分化差,预后不良。与雌激素有关的类型占子宫内膜癌的大多数,患者较年轻,常伴有肥胖、高血压、糖尿病、不孕或不育及绝经延迟,以上均为子宫内膜癌的危险因素,每个因素均使患子宫内膜癌的相对危险性提高2~3倍,其发生可能与子宫内膜在无孕激素拮抗的雌激素长期作用下发生增生甚至癌变有关,肿瘤分化较好,预后好。

20%子宫内膜癌患者有家族史;患有无排卵性疾病、分泌雌激素的卵巢肿瘤、长期服用雌激素的绝经后妇女以及长期服用他莫昔芬的妇女,发生子宫内膜癌的机会也增多。

二、病理

1.局部检查:依病变形态及范围分为局灶型和弥散型。

(1)局灶型:多见于宫腔底部或宫角部,癌灶小,呈息肉或菜花状,易浸润肌层。

(2)弥散型:子宫内膜大部或全部被癌组织侵犯,并突向宫腔,常伴有出血、坏死,较少有肌层浸润。晚期癌灶可侵及深肌层或宫颈,若阻塞宫颈管可引起宫腔积脓。

2.镜检:显微镜下癌组织细胞类型可分为内膜样腺癌、腺癌伴鳞状上皮分化、浆液性腺癌和透明细胞癌。其中,内膜样腺癌最为常见,占子宫内膜癌的80%~90%。

多数子宫内膜癌生长缓慢,局限于子宫内膜或在宫腔内时间较长。其主要转移途径为直接蔓延、淋巴转移,晚期可有血行转移。

三、临床表现

1.症状:极早期患者可无症状,一旦出现症状,常有以下表现:

(1)阴道出血:这是子宫内膜癌最早出现、最主要的症状。80%患者出现的第1个症状为阴道异常流血。最常见的是绝经后异常阴道流血,可为少量血性排液或仅见内裤血染,呈持续性或间断性,偶有大量阴道流血者。未绝经患者可表现为月经周期紊乱,月经期延长或月经量增多。

(2)阴道排液:早期约1/3患者出现阴道排液增多,呈浆液性或血水样。晚期合并宫腔感染时,可出现脓性或脓血性排液,伴有恶臭。

(3)疼痛:晚期肿瘤侵犯周围组织或压迫神经可引起下腹及腰骶部疼痛,可向下肢和足部放射。宫腔有脓液时表现为下腹部坠胀痛。

(4)全身症状:晚期患者出现贫血、消瘦、恶病质。远处转移患者出现相应部位的症状。

2.体征 早期检查无明显异常,晚期妇科检查发现子宫增大、变软,有的可以触及转移性结节或肿块,合并宫腔积脓时可有明显触痛。

四、治疗原则

手术治疗是子宫内膜癌的首选治疗方法。早期患者以手术为主,按手术-病理分期的结果及存在的复发高危因素选择辅助治疗;晚期则采用手术、放疗、化疗和孕激素治疗等综合治疗。

1.手术治疗:根据癌症的不同分期选择不同的手术方式。

2.放疗:放疗是治疗子宫内膜癌的有效方法之一,有腔内照射及体外照射两种。多选择手术与放疗结合的综合治疗。

3.化疗:晚期或复发子宫内膜癌的综合治疗措施之一。

4.孕激素治疗:对不能手术或放射治疗的晚期或转移复发癌患者,可用孕激素治疗。也用于治疗子宫内膜不典型增生和极早期要求保留生育功能的子宫内膜癌患者。

五、护理评估

1.病史:询问患者一般情况,评估高危因素,如老年、肥胖、高血压、糖尿病、不孕不育、绝经期推迟及用雌激素替代治疗等;了解有无家族肿瘤史;了解患者疾病诊疗过程及用药情况。

2.身体评估

(1)症状:评估阴道流血、排液、疼痛及有无肿瘤转移的临床表现等。

(2)体征:了解妇科体格检查的结果,如有无子宫增大、变软,是否可以触及转移性结节或肿块,有无明显触痛等情况。

(3)辅助检查:评估分段诊断、B型超声检查等检查结果。

1)分段诊刮:分段诊刮是最常用、最有价值的确诊方法。分段诊断能鉴别子宫内膜癌和宫颈管腺癌,还可以明确子宫内膜癌是否累及宫颈管。

2)B型超声检查:B型超声检查有助于术前了解肿瘤浸润子宫肌层的深度、宫颈管的受累程度。应用经阴道 B 型超声检查子宫内膜厚度,对绝经后子宫内膜癌的诊断有帮助。绝经后老年女性,因卵巢功能衰退,导致子宫内膜萎缩,厚度小于 5 mm,若 B 型超声检查子宫内膜厚度超过 5 mm,则需要进一步做诊刮确诊。

3)宫腔镜检查:可直接观察宫腔及宫颈管内有无肿瘤存在、肿瘤大小及部位,直视下取材活检有助于减少早期子宫内膜癌的漏诊。

4)其他:可进行细胞学检查,MRI、CT 等检查及血清 CA125 测定以协助明确诊断。

3.心理-社会评估:评估患者对疾病的了解情况,对各项检查治疗的认知情况,了解患者家属及陪伴情况,以及家庭经济状况。

六、护理问题

1.恐惧:与恶性肿瘤、住院和治疗有关。

2.知识缺乏:与缺少子宫内膜疾病、围手术期护理相关知识有关。

七、护理措施

1.一般护理:为患者提供安静、舒适的环境,减少夜间不必要的治疗,确保 7~8h 睡眠,必要时可使用镇静剂;患者通常年龄较大,身体虚弱,鼓励进食高蛋白、高维生素、足够矿物质、易消化饮食,进食不足或全身状况差者,遵医嘱静脉补充营养;患者阴道排液多时,嘱其取半卧位,勤换会阴垫,每日冲洗会阴 2 次。

2.心理护理:患者出现异常症状并需要入院接受相关检查和治疗时,对检查结果的担心以及各项检查过程带来的不适,使患者充满焦虑和恐惧,医护人员在各项检查和护理过程中,进行适当的解释,可以缓解患者的不良情绪。当被告知子宫内膜癌时,患者及其家属会出现不同的心理反应。应向患者及家属说明子宫内膜癌的病程发展缓慢,就诊多在发病早期,若治疗及时,则预后较好,从而减轻患者及家属的焦虑情绪,增强治病信心。有关疾病实际情况是否告知患者本人,应与患者家属有很好的沟通,避免对患者造成不良的刺激。

指导患者配合各项检查和治疗协助完成各项辅助检查(如分段诊断、B 型超声等),指导患者如何进行相应的配合。手术治疗的患者,做好围手术期的各项护理,术后 6~7 天,阴道残端缝合线吸收或感染可以导致出血,应注意严密观察并记录出血情况,尽量减少活动。采用放疗和化疗的患者,按照有关的内容进行护理。孕激素治疗的患者,注意观察药物副作用,如水肿、烦躁、药物性肝炎等,停药后会逐步好转。

八、健康教育

(1)术后随访:嘱定期随访,一般术后 2~3 年内每 3 个月随访 1 次,3 年后每 6 个月随访 1 次,5 年后每年随访 1 次,随访过程中注意检查有无复发。

(2)术后性生活指导:恢复时间应根据复查情况而定,一般术后 3 个月禁止性生活和盆浴。对治疗后阴道分泌物少、性交困难、性交疼痛的患者,可指导患者使用局部润滑剂,协调性生活。

(3)积极开展有关子宫内膜癌早期症状的科普宣传,普及防癌知识,定期体检,及早发现,避免患者治疗的延误:①生育期、绝经过渡期的女性一般每年应做 1 次妇科检查。②绝经过渡期女性如果月经出现"少""稀",属于生理现象,如果发生"多"和"频",则为异常情况,应及时就诊。③绝经后再次出血为严重信号,不可忽视。④生育期女性,尤其是40岁左右,出现月经不规则、月经量增多,需及时就诊。⑤合并有肥胖、糖尿病等内科疾病者,应增加检查次数,密切随访或监测。⑥采用雌激素替代治疗的女性应在医生指导下用药,并加强监护及随访。

参考文献

[1]陈素清.现代实用护理技术[M].青岛:中国海洋大学出版社,2021.

[2]张文燕,冯英,柳国芳,等.护理临床实践[M].青岛:中国海洋大学出版社,2019.

[3]刘长慧,金百灵.妇产科护理[M].上海:上海科学技术出版社,2020.

[4]张铁晶.现代临床护理常规[M].汕头:汕头大学出版社,2019.

[5]刘沫,牟绍玉.护理管理学[M].2版.南京:江苏凤凰科学技术出版社,2019.

[6]叶丹.临床护理常用技术与规范[M].上海:上海交通大学出版社,2020.

[7]张俊英,等.精编临床常见疾病护理[M].青岛:中国海洋大学出版社,2021.

[8]单既利,王广军,肖芳,等.实用儿科诊疗护理[M].青岛:中国海洋大学出版社,2019.

[9]张玉荣.新编实用常见病护理常规[M].汕头:汕头大学出版社,2020.

[10]吴欣娟,李庆印.临床护理常规[M].北京:中国医药科技出版社,2020.

[11]任潇勤.临床实用护理技术与常见病护理[M].昆明:云南科技出版社,2020.

[12]戴波,薛礼.康复护理:数字案例版[M].武汉:华中科技大学出版社,2020.

[13]谭燕青.实用临床内科护理学[M].长春:吉林科学技术出版社,2019.

[14]姜鸿.现代外科常见病临床护理学[M].汕头:汕头大学出版社,2019.

[15]林杰.新编实用临床护理学[M].青岛:中国海洋大学出版社,2019.

[16]时元梅,巩晓雪,孔晓梅.基础护理学[M].汕头:汕头大学出版社,2019.